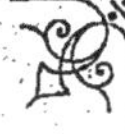

ONÉSIME POUYDEBAT

DE L'INSPECTORAT

DES

EAUX MINÉRALES

NÉCESSITÉ DE CETTE INSTITUTION. — AMÉLIORATIONS DONT ELLE EST SUSCEPTIBLE.

PARIS
V. Adrien DELAHAYE & Cie
ÉDITEURS
LIBRAIRES DE LA SOCIÉTÉ ANATOMIQUE ET DE LA SOCIÉTÉ DE BIOLOGIE DE PARIS
Place de l'École-de-Médecine

1876

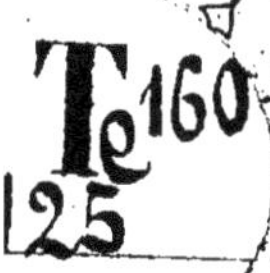

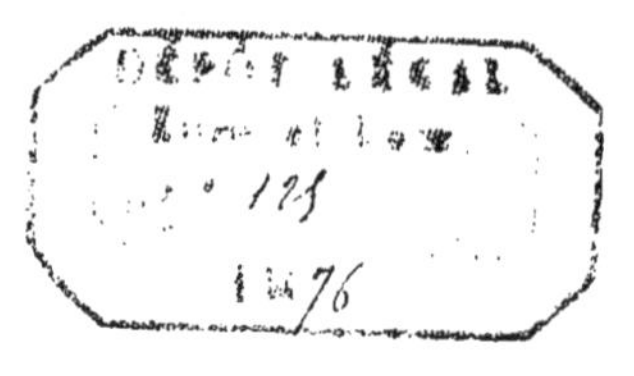

DE L'INSPECTORAT

DES EAUX MINÉRALES

ONÉSIME POUYDEBAT

DE L'INSPECTORAT

DES

EAUX MINÉRALES

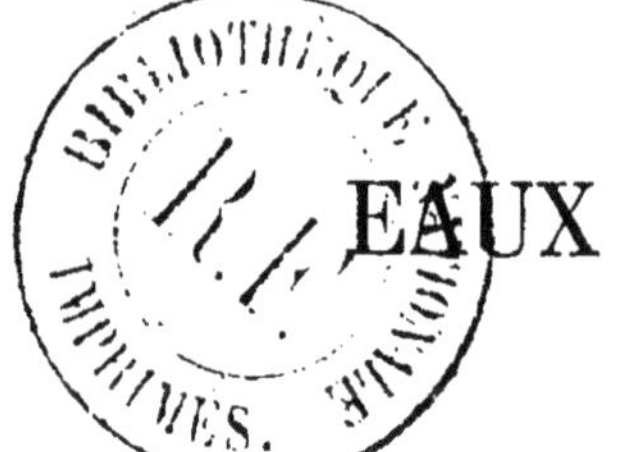

NÉCESSITÉ DE CETTE INSTITUTION. — AMÉLIORATIONS DONT ELLE EST SUSCEPTIBLE.

PARIS

V. Adrien DELAHAYE & Cie

ÉDITEURS

LIBRAIRES DE LA SOCIÉTÉ ANATOMIQUE ET DE LA SOCIÉTÉ DE BIOLOGIE DE PARIS

PLACE DE L'ÉCOLE-DE-MÉDECINE

1876

DE L'INSPECTORAT

DES

EAUX MINÉRALES

Les graves problèmes de la politique intérieure, qui absorbent depuis quelques jours toute l'attention du Pays, ont fait passer presque inaperçu un projet de loi dont la Chambre a été récemment saisie : je veux parler du projet de suppression de l'inspectorat des établissements thermaux. A part, en effet, le corps médical, qui a étudié cette question dans ses journaux, dans plusieurs séances de son académie, et dans la treizième Assemblée de l'association générale des médecins de France, je ne crois pas que les graves questions soulevées par ce projet aient été mûrement et sérieusement discutées par l'opinion publique. Or, la partie profane du public, qui est la plus nombreuse et la plus intéressée à la conservation et à l'habile direction des Eaux minérales, a bien aussi le droit, — j'allais dire le devoir, — de faire entendre sa voix, d'intervenir dans une querelle dont sa santé est l'enjeu, et d'apporter son contingent de lumières dans des expériences qu'on a trop l'air vraiment de faire *in animâ vili.*

L'intervention du profane dans le débat a du moins cet avantage qu'on ne saurait, comme on ne l'a fait que trop entre gais savants, attribuer à un intérêt personnel le secret et l'inspiration des arguments produits. Je n'ai jamais franchi le seuil après lequel se révèle, dit-on, aux initiés le secret de la mort et de la vie ; l'art de guérir a toujours été pour moi lettre close, et tout au plus me suis-je préoccupé quelquefois de l'art de n'être pas malade ; à plus forte raison, n'ai-je jamais été inspecteur de la plus petite naïade thermale, et n'ai-je aussi jamais posé ma candidature à ces délicates fonctions. Je n'ai donc pas à défendre un titre dont je ne suis pas investi, ni à jalouser celui de mon voisin, auquel je n'ai pas de droits; à défaut d'autre avantage sur MM. Roubaud, Daudirac, Tourrette, Guérin, et autres lutteurs brevetés, celui de ne rien craindre, de ne rien regretter et de ne rien désirer peut avoir son prix, et il m'aidera, je l'espère, à entrainer la conviction de mes lecteurs.

Avant d'aborder la question du maintien ou de la suppression de l'inspectorat, je crois qu'il est utile et logique de se demander quelle a été primitivement la raison d'être de cette institution, et quelle pensée a dicté les législations successives qui ont régi la matière. A cet égard, nul désaccord ne peut s'élever entre les adversaires de l'inspectorat et moi : les édits et lettres-patentes délivrées par Henri IV en 1605, la déclaration royale du 26 mai 1780, l'arrêt du 5 mai 1781, tous les arrêtés du Directoire, et l'ordonnance royale du 23 juin 1823, ne sont que les consécrations successives et incontestées des principes suivants :

Les établissements thermaux sont des établissements d'intérêt public ;

Les Eaux minérales constituent un véritable médicament, dont l'usage doit être surveillé, dirigé et approuvé par un membre du corps médical.

Les médecins inspecteurs sont nommés pour veiller à la conservation des sources ; à leur amélioration ; à ce que les Eaux ne soient ni falsifiées, ni altérées, aux intérêts de la morale et de l'ordre public ; ils sont enfin spécialement chargés des soins dûs aux indigents.

La loi du 14 juillet 1856 fut une affirmation nouvelle des mêmes vérités ; et cependant elle fut le point de départ de la violation des principes mêmes qu'elle consacrait ; voici comment :

L'art. 19 de cette loi, (dispositions transitoires) chargeait l'empereur de déterminer par un règlement d'administration publique les formes et les conditions des déclarations d'intérêt public, de la fixation du périmètre de protection, etc., et l'*organisation* de l'inspection médicale et *de la surveillance des sources et de l'établissement d'Eaux minérales naturelles*. Que fit l'empereur pour *organiser* cette *surveil-*

lance? il la supprima ! Proclamant, contrairement à toutes les législations antérieures, non abrogées par la loi du 14 juillet 1856, la liberté absolue des Eaux minérales, il autorisa le libre usage d'un médicament qui peut, suivant les cas, tuer ou guérir ; les attributions des inspecteurs étaient donc à peu près réduites aux soins dûs aux indigents.

Le rapport, œuvre de M. Rouher, qui précéda ce décret, est une preuve nouvelle du sans-façon avec lequel on traitait alors des législateurs qui n'avaient pas droit à plus d'amour-propre qu'ils n'avaient d'autorité; et l'on reconnaît bien là encore les habiletés de ce gouvernement si *libéral*, qui, pour retenir les libertés *nécessaires*, jetait à profusion au Pays les libertés inutiles ou dangereuses. Il ne m'est pas permis, je le sais, de mettre le pied dans un enclos où le billet du timbre donne seul accès ; mais on ne saurait me défendre de jeter un regard par-dessus les clôtures, et de faire remarquer qu'à une époque où tout autre « petit grain de mil » aurait mieux fait notre affaire, la liberté de boire un poison naturel fut ajoutée à la liberté donnée aux bouchers et aux boulangers de nous exploiter à leur profit.

L'art. 15 du décret du 28 janvier 1860 nous fit ce précieux cadeau.

Aussi, est-ce à cette époque que je veux reprendre la question, et prouver :

I. — Que les Eaux minérales étant un véritable médicament, l'usage doit en être règlementé par l'état, dont le premier devoir est de veiller à la santé publique ;

II. — Qu'après avoir reconnu à tous les membres du corps médical le droit de diriger le traitement minéro-thermal de leurs clients respectifs, l'Etat doit imposer aux médecins inspecteurs, qui seuls relèvent de son autorité, les attributions et les devoirs spécifiés aux art. 4, 5, 6, 12, 16 et 23 de l'ordonnance royale du 18 juin 1823, et aux art. 9, 10, 11, 12 et 17 du décret du 28 janvier 1860 ;

III. — Je discuterai ensuite les objections faites contre l'inspectorat, les critiques produites et les réformes proposées ;

IV. — Je proposerai enfin mes conclusions, dans lesquelles je m'efforcerai de concilier les intérêts du corps médical, ceux de la science, et ceux plus précieux encore de la santé publique.

I.

LES EAUX MINÉRALES SONT UN VÉRITABLE MÉDICAMENT DONT L'USAGE DOIT ÊTRE RÈGLEMENTÉ PAR L'ÉTAT.

Le décret signé, au dire de son auteur, en exécution de la loi du 14 juillet 1856 était précédé d'un rapport présenté par M. Rouher, et destiné à le justifier. L'empereur aurait pu choisir un moins maladroit conseiller; celui-ci, en effet, convient que le titre II contient *une clause nouvelle,* laquelle est la négation de la loi même qu'on est chargé de faire exécuter, et qui substitue à la vigilance protectrice de l'Etat la licence absolue de l'ignorance, de la réclame et de l'empirisme. Les dangers résultant de l'emploi inopportun des Eaux minérales avaient-il échappé à M. Rouher? nullement; voici, en effet, ce qu'il écrit :

« Si l'on considère que les Eaux minérales sont jusqu'à un certain point de *véritables remèdes,* dont l'emploi intempestif *peut avoir*, *dans certains cas, de regrettables conséquences*, on sera porté à se demander pourquoi l'usage en serait plus libre que celui des remèdes qui, en général, ne sont délivrés que sur une ordonnance du médecin. »

Or, savez-vous pourquoi ce ministre signe aux premiers un passe-port en blanc? Vous ne me croiriez pas si je ne citais textuellement.

« Combien de touristes qui, chaque année, s'arrêtent quelques jours seulement dans une localité où il y a des

Eaux minérales, et qui, pendant leur séjour, prennent quelques bains ou boivent quelques verres d'eau, sans qu'il puisse en résulter pour leur santé aucun inconvénient ! Conviendra-t-il de leur imposer l'obligation d'une ordonnance de leur médecin ? »

Ainsi, protéger la santé et la vie des malades, c'est-à-dire des clients sérieux des stations thermales, était une considération secondaire à côté des ennuis que cette protection causait aux gens biens plus intéressants du *turf* et du *high-life* parisiens ; quel intérêt offraient à M. Rouher et à son maître les cinquante verres d'eau qui pouvaient empoisonner un malade à côté des doses homéopathiques qu'en dégustaient, par genre, et pour avoir l'occasion de faire une jolie grimace, les petits crevés voyageant pour s'instruire, et les petites dames voyageant pour n'importe quoi ? *De minimis non curat prtor !*

Celui qui signa le décret dans lequel on voit s'épanouir de si charitables principes reconnaisait donc aux Eaux minérales un caractère médicamenteux qui, en certains cas, peut être fort nuisible. Vainement d'ailleurs eût-il affirmé le contraire, car la science, alors, par la voix de ses représentants les plus autorisés, lui aurait donné un formel démenti ; voici ce que dit à ce propos M. le Dr Pidoux :

« Il est certain qu'aux Eaux-Bonnes, et dans les deux tiers des cas, au moins, cette liberté est une licence dangereuse... Bien souvent nous commençons par une cuillerée, là où le malade, livré à lui-même, aurait pris un verre, c'est juste la différence de l'utile au nuisible, ou même au dangereux..... Ce que je dis des Eaux-Bonnes, je le pourrais dire avec presque autant de raison de plusieurs autres stations des Pyrénées..... S'il n'y en a pas une qui ne puisse être utile, *il n'y en a pas une qui ne puisse nuire.* »

(Discours à l'Acad. de méd. le 11 mars 1873.)

M. le Dr Gubler professe à son tour la même opinion :

« Certaines Eaux peuvent être considérées comme toxiques, » et il cite des sources qui contiennent 50 centigrammes de sulfate de cuivre mêlés à une quantité plus forte encore de sulfate de fer, et d'autres où l'analyse découvre jusqu'à *seize centigrammes d'arsenic*, *le tout par litre.*

« Il n'y a pas d'année, ajoute M. le Dr Gubler, où les médecins inspecteurs n'aient à signaler des accidents graves et même mortels, par suite de l'usage intempestif de certaines Eaux minérales. »

(Rapport à l'Acad. de méd. — Voir l'*Union médicale* 27 mars 1873)

Je n'invoquerai pas d'autres témoignages, et je me bornerai à constater que l'opinion de MM. Pidoux et Gubler est celle de tout le corps médical, seul juge compétent en pareille matière. J'exagère pourtant, et j'ai hâte de rectifier une assertion qu'un médecin, — un seul — pourrait peut-être qualifier d'inexacte ; mais ce n'est pas trop d'une exception pour confirmer la règle, et afin de témoigner à M. le Dr Roubaud la gratitude avec laquelle j'accueille le service qu'il me rend ainsi, je le traiterai tout-à-l'heure avec une attention toute particulière dans la Revue des adversaires de l'Inspectorat.

Or, établir que l'usage libre, et, par conséquent inintelligent des Eaux minérales constitue un danger pour la santé publique, n'est-ce pas démontrer aussi que l'État, dont le premier devoir est de la protéger, ne saurait couvrir de son indifférence de si graves dangers?

— La démonstration n'est pas rigoureuse, me diront les adeptes d'une certaine école; nous contestons, au contraire, à l'État le droit de porter la plus légère atteinte à la liberté individuelle ; et, de même que nous accordons à chacun le droit d'aller « même à la messe », nous lui octroyons, de par la liberté, celui de s'empoisonner avec de l'Eau minérale naturelle ou de la strychnine, suivant son goût, s'il ne préfère se pendre, pour se mettre à l'abri du contre-poison, ou se jeter dans un puits, s'il espère y trouver la vérité.

Je dois donc, avant d'aller plus avant, déblayer le terrain de ces broussailles libérâtres, et jeter une seconde fois, pardessus les clôtures, un coup d'œil rapide et pas trop indiscret. Répondre à de telles prétentions, ce n'est certes pas faire sérieusement de l'économie politique ou sociale, et je me bornerai à dire à mes contradicteurs :

Si vous tenez à vous jeter dans un puits, cela vous est facile, avec un peu de bonne volonté; mais ne trouvez pas mauvais qu'on vous défende d'ouvrir un précipice, sans clôture, au niveau du sol, parce que, au lieu d'un fou, un imprudent ou un aveugle pourrait y tomber;

Si vous tenez à vous balancer, la corde au cou, à quelques pieds au-dessus de notre tête, achetez-vous un licou, que nul marchand ne vous refusera; mais n'allez pas, au nom de votre liberté individuelle, suspendre aux ormeaux de la grande route des lacets qui ne feraient pas l'affaire des voyageurs attardés;

Si vous tenez à vous empoisonner avec un toxique autre que les œuvres de Veuillot, tâchez de trouver un médecin assez ignare qui vous ordonne une suffisante dose de poison, sous prétexte de médicament; mais n'exigez pas que, pour donner un libre essor à vos fantaisies, un pharmacien puisse délivrer ces poisons à un imbécile qui sera dupe d'un empirique.

La liberté, qui est le droit de faire tout ce qui ne nuit pas à autrui, ne saurait exiger que les malades qui veulent guérir soient sacrifiés aux rares fous qui tiennent à cesser de vivre; or, ouvrir largement, sans mesure et sans garantie, les sources minérales au public, c'est, de la part de l'État, se rendre complice des suicides involontaires que des médicaments dangereux peuvent causer. N'en déplaise aux libérâtres d'une certaine école, cette liberté-là n'est pas autre que celle qui permettrait à un aveugle de tomber dans une rivière, du haut d'un pont dont on aurait enlevé les parapets pour cause de liberté.

Pour être logique, le signataire du décret du 28 janvier 1860, en veine, ce jour-là, d'averses libérales, ne devait pas se borner à ouvrir aux imprudents et aux imbéciles les robinets des poisons minéraux : il devait décréter la vente libre de tous les poisons pharmaceutiques; mes adversaires auraient eu même le droit d'exiger qu'il supprimât, au nom des mêmes principes, les barrières de chemins de fer.

Telles sont les conséquences auxquelles conduit fatalement une certaine façon d'entendre la liberté. Je me réserve de prouver plus tard, quand j'étudierai les dangers qu'entraînerait la suppression de tout contrôle sur les établissements thermaux, qu'il est, dans le domaine de l'industrie, certaines fausses libertés dont la rapide transformation constitue bien vite le plus odieux des despotismes.

Est-ce à dire qu'à mon sens la liberté individuelle doive être incessamment tenue en laisse et en suspicion par un tuteur jaloux et omnipotent appelé l'État? A Dieu ne plaise que je m'érige en défenseur d'une pareille doctrine! Ce n'est pas au moment où s'imposent à tous les esprits les avantages d'une décentralisation intelligente et multiple, que je tenterai de réagir contre des tendances si salutaires. Mais, ici encore, il faut se garder d'une erreur trop habilement exploitée contre nous par les prétendus libéraux du 25 mars 1851 (1), et bien établir les conditions dans lesquelles l'intervention de l'État ne saurait être une atteinte à la liberté des citoyens.

L'État, par son intervention, respecte ou atteint la liberté individuelle, suivant qu'on doit le considérer lui-même comme un être moral, indépendant de ces libertés, et supérieur à elles, ou comme l'expression, réduite à l'unité, de ces libertés elles-mêmes. Pour les uns, en effet, l'État idéal se personnifie dans un homme, dans une faction, dans un groupe distinct, et il s'appelle Louis XIV, Comité de salut public, Napoléon; les autres voient en lui une puissance multiple, expression de toutes les forces individuelles, les faisant toutes concourir à son essence même, et il s'appelle la Nation française. Le premier est une entité, le second une collectivité; l'un est supérieur et antérieur aux éléments qu'il est censé contenir; l'autre n'est que la vaste synthèse des éléments qui le composent, souple et docile comme les mouvements de ces éléments mêmes; d'où il résulte que, si l'intervention du premier blesse le plus souvent des intérêts qui sont étrangers, sinon hostiles à sa nature, l'intervention du second, purement apparente, n'est pas autre chose que le jeu libre et spontané des libertés individuelles qui s'affirment en se protégeant elles-mêmes.

(1) Décret de la décentralisation administrative.

Cette conception de l'État, la seule qui puisse s'harmoniser avec la transformation moderne du monde politique, est aussi la seule qui concilie les droits de l'individu avec ceux du corps social ; celui-ci et celui-là sont, en effet, si intimement liés l'un à l'autre, qu'il est difficile de les isoler, et de savoir où l'un finit et où l'autre commence. « Il n'existe pas dans la société, écrivait hier un économiste profond, *d'individus* qui ne soient que cela ;..... il est même à remarquer que les droits que l'on revendique comme droits *individuels* ne tirent leur réalité que de l'identification de l'être *individuel* avec l'être *social.* »

(Louis Blanc, l'*Etat*).

Je ne voudrais pas donner des développements superflus ou dangereux à un ordre de considérations qui est, non pas étranger, mais supérieur à la question que je traite. C'est à ces hauteurs qu'il faut pourtant s'élever pour trouver la cause, le droit, la raison d'être de l'intervention de l'État dans la défense de tels ou tels intérêts ; et ce n'est qu'après avoir bien défini et bien fait comprendre le caractère et l'essence de l'État lui-même qu'on pourra justifier la conduite qu'il lui appartient de tenir dans certains cas déterminés. Je condense donc tout ce qui précède, et je dis, cette fois avec John Stuard Mill, ce profond penseur qui vient de mourir à côté de nous, et qui avait fait de la France sa patrie adoptive :

« Dans une sincère et véritable démocratie (le seul régime qui puisse convenir aux sociétés modernes), l'État, c'est la société elle-même, agissant comme corps social. »

(*Principes d'économie politique*)

Et j'ajoute :

A ce titre, il a pour premier droit et pour premier devoir de se protéger lui-même, c'est-à-dire de faire concourir à la défense de l'individu les forces de tous, chaque fois que l'intérêt individuel le commande. En agir autrement, et abandonner à chacun le soin de sa défense, serait proclamer le règne et le droit de la force ; « dans le monde des animaux, disait un jour L. Blanc, l'État n'est pas connu, et c'est pour cela que les tigres y mangent les gazelles. » Je ferai remarquer, en passant, aux amants échevelés des libertés absolues, que, dans la thèse que je soutiens, les autorités que j'invoque ne doivent pas leur être suspectes.

Descendant de ces principes aux applications que je défends, je constate que la liberté absolue des Eaux minérales constitue un danger individuel et public; que, d'après l'opinion de tous les médecins, partisans ou adversaires de l'inspectorat, l'usage inintelligent, c'est-à-dire inopportun ou immodéré des Eaux minérales peut affecter fortement la santé de ceux qui les prennent, et causer même la mort.

Que faut-il de plus pour justifier l'intervention vigilante et protectrice de l'État dans l'usage d'un médicament dangereux, et l'abrogation de l'art. 15 du décret du 28 janvier 1860?

Je ne prétends pas, bien entendu, que là doive se borner cette intervention : il est d'autres devoirs qui incombent à l'État et auxquels il serait coupable de se soustraire.

Les sources minérales, trésors cachés par la nature dans le flanc des montagnes, et qu'elle fait jaillir sur des points divers, en conviant les souffrances humaines à ces piscines fraternelles ; ces stations où le luxe cosmopolite apporte son or en échange d'un air réparateur et de plaisirs que les villes ne donnent pas, tout cela constitue une partie de la richesse publique, et intéresse à ce titre l'État qui doit en protéger la conservation et en faciliter le développement.

N'est-il pas évident que, le jour où les sources minérales ne seraient plus garanties par une législation protectrice, et verraient tomber les barrières qui s'opposent à leur éparpillement en filets *quasi* capillaires, la spéculation multiplierait les établissements thermaux au-delà des ressources suffisantes pour les alimenter, et serait amenée à mêler aux Eaux naturelles une plus ou moins grande quantité d'Eaux minérales factices? Le discrédit ne tarderait pas à frapper nos stations minérales; elles seraient désormais perdues dans l'esprit des médecins de qui dépend, en définitive, la prospérité des établissements thermaux, et par suite cette partie digne d'attention de la richesse publique.

La législation qui protége les sources minérales contre les spéculations civiles et malhonnêtes doit donc être maintenue. (Ordonnance royale du 18 juin 1823, loi du 14 juillet 1856.)

Je vais étudier maintenant, dans leurs détails et dans leurs applications pratiques, cette protection et cette surveillance que je demande à l'État.

II.

ATTRIBUTIONS DES MÉDECINS INSPECTEURS.

Les raisons qui m'ont servi à justifier l'intervention de l'État doivent me servir aussi à la préciser, et, au besoin, à la limiter. Elle cesserait, en effet, d'être juste, et elle deviendrait abusive, le jour où, substituant à l'autorité des médecins libres l'autorité d'un médecin fonctionnaire, elle créerait en faveur de ce dernier un véritable monopole des traitements thermaux. Tout médecin doit donc avoir le droit d'autoriser, de conseiller et de diriger la médication thermale de son client, comme chacun d'eux a le droit de faire prendre chez le pharmacien les médicaments toxiques dont la vente libre est interdite. Ainsi l'ont édicté d'ailleurs les législations successives qui ont régi les Eaux minérales jusqu'au 28 janvier 1860, et notamment l'art. 6 de l'ordonnance royale du 18 juin 1823.

L'abrogation pure et simple de l'art. 15 du décret du 28 janvier 1860 ferait revivre la nécessité d'une autorisation médicale pour l'usage des Eaux minérales naturelles.

Mais l'État qui a, dans la plupart des cas, et sur la demande des départements, des communes ou des propriétaires, déclaré les établissements thermaux d'utilité publique, a assumé par cela seul le devoir de veiller à ce que ces établissements remplissent les conditions qui leur ont valu ce privilége. Les services qu'ils sont appelés à rendre changeraient bientôt de caractère si les clients des stations thermales cessaient d'y trouver les garanties d'ordre, de salubrité, de bonne appropriation et de moralité qu'ils ont le droit d'exiger de l'État, comme citoyens, et des administrations minéro-thermales, comme malades.

Or, l'Etat a-t-il le droit d'imposer cette surveillance aux médecins libres qui ne relèvent de lui en aucune façon ? Evidemment non. Chargera-t-il de ce soin, ainsi que certains l'ont proposé, l'un des divers fonctionnaires dont il dispose ? Mais songez donc que la Naïade minérale est coquette, qu'elle se cache souvent derrière les saules, comme la Galathée de Virgile, et qu'elle exige qu'on aille la trouver dans sa retraite, souvent plus que champêtre. C'est donc à peine si l'Etat est représenté auprès d'elle par un maire de village et un garde-champêtre. Certes, je m'incline bien bas devant ces puissantes autorités; mais quel que soit le respect qu'elles m'inspirent, je ne puis me défendre d'un doute sur leur compétence en semblable matière ; se figure-t-on un magistrat rural examinant :

Si les cabinets de bain sont bien appropriés et bien aérés ?

Si les appareils sont bien tenus, et s'ils ne seraient pas susceptibles de quelques améliorations au point de vue de l'usage médical auquel ils sont destinés ?

Si les progrès de la thérapeuthique minérale n'exigent pas l'installation de nouveaux appareils et l'achat de nouveaux instruments ?

Si la qualité des eaux n'est pas altérée par la spéculation, et si elles satisfont aux conditions déterminées par l'analyse chimique ?

Si lés eaux destinées à l'exportation hors de la station ne sont pas l'objet d'une altération cupide, ayant pour but de leur donner, par exemple, le caractère gazeux, lequel, les rendant propres aux repas, en multiplierait les expéditions ?

Quelle que soit ma vénération pour les deux magistrats, civil et militaire, du clocher rural, encore une fois je ne les crois pas aptes à ces nouvelles fonctions, et j'estime qu'un médecin seul peut les remplir.

Ce médecin sera l'inspecteur ; son diplôme est une garantie de sa compétence, et son titre de fonctionnaire le met au service et aux ordres de l'Etat.

Indépendant des coteries, parce qu'il leur est supérieur, qu'il a pour mission de les surveiller, et, au besoin, d'en déjouer les malhonnêtes calculs ; il est seul revêtu de l'autorité morale qui doit s'imposer aux fermiers et aux propriétaires, naturellement portés à ajourner les frais utiles et les réparations nécessaires.

L'inspection thermale est donc encore ici une institution nécessaire, et les titulaires doivent exercer les attributions qui leur sont conférées par les articles 4, 5 et 6 de l'Ordonnance royale du 18 juin 1823, 9 et 14 du décret du 28 janvier 1860.

Là ne se bornent pas le rôle et les devoirs des inspecteurs. Les adversaires de l'inspectorat attaquent cette institution sous prétexte de principes égalitaires qui n'ont rien à voir en cette affaire, et qui, entendus de cette façon, seraient la négation de toutes les fonctions publiques. Mais, chez eux, le culte de l'égalité exclut celui de la fraternité, et, dans leur temple à ciel ouvert, le plus petit autel n'est pas réservé à la philanthropie. Se sont-ils demandé ce que deviendraient, avec la suppression de l'inspectorat, les milliers d'indigents dont les budgets départementaux payent les frais de voyage, et en partie de séjour, aux stations thermales? Les médecins libres me répondent que leurs soins ne feront pas défaut aux indigents, que la médecine française est essentiellement charitable, que les disciples d'Hippocrate ont toujours fait la charité de la science aux fils du vieux Lazare... Je veux bien admettre, par politesse, ces affirmations, peut-être moins éclairées que convaincues; mais, complétement dégagé des soins de la dignité professionnelle, je ferai timidement observer à mon tour qu'il n'est pas de roses sans épines, ni d'hommes, — fussent-ils médecins, — sans accès de mauvaise humeur, et qu'un devoir qui n'a pas de sanction n'est pas toujours rempli. Ah! de quel droit l'Etat, les départements, les communes imposeraient-ils aux médecins libres le traitement gratuit des malades qui leur seraient adressés des quatre coins de l'horizon? Quelle autorité forcerait un médecin non fonctionnaire à consacrer régulièrement plusieurs heures par jour à visiter les malades à domicile, ou à se rendre dans les hospices dont certaines stations thermales sont pourvues? Et puis, voici bien un autre inconvénient :

Les malades indigents sont admis à l'usage gratuit des eaux sous le contrôle des médecins inspecteurs: si vous supprimez ceux-ci, que devient le contrôle? Je ne veux pas croire, — par politesse toujours, — que les médecins libres établiraient, entre leurs honoraires et la gratuité des eaux, une balance dont ils ne seraient pas victimes; je ne dis pas que cela *serait*, mais je prouve que cela *pourrait être*, et cela suffit pour que l'Etat ne consente pas à se faire le complice, même innocent, des abus auxquels il ne fermerait pas la porte.

Les médecins inspecteurs, qui seuls relèvent de l'Etat, doivent donc être chargés de la médecine gratuite dans les stations thermales, et les dispositions de l'article 11 de l'Ordonnance royale du 18 juin 1823 et de l'article 11 du décret du 28 janvier 1860 doivent continuer à leur être appliqués.

Entrons dans un autre ordre de considérations.

L'article 12 de l'Ordonnance royale précitée et l'article 20 du décret du 28 janvier 1860 imposent aux médecins inspecteurs l'obligation d'adresser annuellement au Ministre divers tableaux destinés à servir de base à des études statistiques et aux progrès de la science hydro-minérale. On comprend de quelle utilité peut être pour l'Etat, et par conséquent pour le pays, la connaissance de l'action de telles ou telles eaux sur des maladies déterminées; quelles sont les affections qui guérissent, s'atténuent ou s'aggravent à telles ou telles stations? Quelles sont les tendances nosologiques de la population?... Ici encore l'inspectorat devient une institution nécessaire, car ces précieux éléments d'information ne peuvent être demandés et imposés au besoin par le gouvernement qu'à un fonctionnaire qui relève de lui. Pour être sincères et vrais, ces rapports doivent même émaner d'un médecin que le caractère de ses fonctions et le sentiment constant de sa responsabilité défendent contre les tentations de la réclame et le désir d'attribuer des cures exagérées ou mensongères à la Naïade près de laquelle il est accrédité.

Ces rapports annuels ont-ils donné les résultats qu'on

était fondé à en attendre ? Je ne suis pas compétent pour répondre à cette question ; mais s'il était vrai, comme certains l'affirment, que la réponse dût être négative, je me permettrais de faire remarquer qu'il ne faut pas toujours juger une mesure d'après la façon dont on l'applique, et que, d'une théorie excellente à une application défectueuse, il n'y a souvent que l'épaisseur d'une mauvaise volonté. Ne nous hâtons donc pas de condamner une prescription qui n'a eu jusqu'ici, dans l'esprit de la plupart des médecins inspecteurs, que le caractère d'une vaine formalité, et reconnaissons plutôt qu'au lieu d'imposer aux médecins inspecteurs un travail aride, mécanique, et qu'ils savent d'avance devoir n'être pas lu, il est mille fois préférable de demander à leur esprit d'observation et d'analyse des études librement choisies, partant faites avec goût, centralisées et lues au Ministère et à l'Académie de médecine, avec profit pour la science et pour le pays.

L'hydrologie est une science à faire, soit dans ses détails analytiques, et station par station, soit surtout comme vaste synthèse, embrassant l'ensemble de toutes les actions minéro-thermales sur les maladies chroniques de la génération actuelle. Cette idée, que j'ai hâte de restituer au médecin éminent qui me l'a prêtée, a été éloquemment développée par M. le Docteur Pidoux devant l'Académie de médecine, dans la séance du 11 mars dernier, et voici ce que disait, à ce propos, l'auteur que j'ai nommé :

« Au nom de la Commission et de l'Académie, je disais à M. le Ministre qu'il avait tous les moyens de surveiller la santé publique sous ses deux grands aspects : les maladies aiguës et les maladies chroniques ; les premières, dans ce qu'elles ont de général et de public, par ses médecins des épidémies et ses médecins internationaux ; les secondes, par ses médecins inspecteurs des eaux minérales. J'ajoutais, pour me faire comprendre, quant à ce dernier point, que si c'est un devoir pour l'Etat de veiller à ce que les individus puissent profiter dans les meilleures conditions possibles des bienfaits thérapeutiques des eaux minérales, c'était un devoir non moins grand et plus social encore pour un Etat, d'être renseigné, non pas autant dans l'intérêt de l'individu que dans celui de l'espèce et des sociétés, sur les causes, le mouvement, les rapports, les transformations et la prophylaxie des maladies chroniques. Cette vérité énoncée et, si je ne me trompe, démontrée, je prouvais facilement que les établissements thermaux sont le véritable champ d'observation et la vraie clinique des maladies constitutionnelles et héréditaires, ou des maladies chroniques.

» J'ajoutais que, par ses médecins inspecteurs des eaux minérales, l'Etat peut avoir des renseignements précieux sur le mouvement et les métamorphoses de ces maladies. En effet, il existe un roulement très-remarquable et très-instructif des maladies dans les divers éteblissements thermaux. Ce roulement n'est pas livré au hasard ou à l'arbitraire; il s'opère suivant certaines lois qui ne sont pas autres que celles de la transformation et des dégénérescences des maladies constitutionnelles. Ces transformations successives ou régressives sont la vie même des maladies chroniques. On ne connaît vraiment la nature de ces affections qu'en se plaçant à ce point de vue, le seul aussi qui intéresse l'Etat, car, dans sa sollicitude pour la santé publique, l'Etat a pour objet bien moins l'individu que la société ou l'espèce, bien plus l'hygiène ou la médecine préventive, que la médecine curative ou individuelle. Sans négliger dans nos rapports annuels ce qui concerne celle-ci, il y a donc utilité de premier ordre à s'occuper de la première... »

Mais M. le Dr Pidoux va plus loin, et il faut que de cette science découle aussi le remède qui doit guérir :

« Je crois, non sans en demander pardon à de grands docteurs qui l'ont nié... non pertinemment, ces jours-ci, je crois qu'il y a une médecine préventive des maladies chroniques, et que l'usage méthodique des eaux minérales constitue un des moyens les plus puissants de cette médecine de l'espèce. Dire que les maladies chroniques ne sont susceptibles d'un traitement que lorsqu'elles sont nosologiquement formées, c'est ignorer la différence profonde qui existe entre les maladies aiguës et les maladies chroniques.

» Il est possible, dans un grand nombre de cas, de reconnaître, chez l'enfant et l'adolescent, vers quel genre de maladie chronique inclinent telle ou telle famille, tels ou tels individus, dont la santé est encore regardée comme bonne. Je suis convaincu par une expérience déjà longue qu'on peut transformer par les eaux minérales un organisme encore malade et lui imprimer une direction contraire à ses tendances pathologiques. Je ne doute pas, en conséquence, qu'en prenant des groupes d'enfants pauvres, prédestinés à telle ou telle espèce de maladie chronique, on ne puisse modifier profondément leur tempérament, leurs maux et leurs inclinaisons nosologiques, et neutraliser celles-ci par l'habitude annuelle d'eaux minérales.

» Voilà donc une voie ouverte à l'hygiène publique et une charge nouvelle qui incombe à l'Etat. C'est son devoir, en effet, d'utiliser les ressources minérales dont il dispose pour améliorer la santé publique, empêcher la dégradation croissante de l'espèce et préparer à la patrie des hommes sains et forts, des bras pour la guerre et surtout pour l'industrie et l'agriculture, des êtres calmes, solides, peu irritables, moins enclins aux passions qui énervent qu'à celles qui fortifient l'âme et le corps. Il y a plusieurs ordres de moyens physiques et moraux pour atteindre ce but. Les eaux minérales offrent à l'Etat une ressource préventive très-efficace sous ce rapport. »

(Discours de M. Pidoux. Voir l'*Union médicale* du 18 mars 1873.)

Si le concours des médecins-inspecteurs est absolument nécessaire pour atteindre les magnifiques résultats signalés à notre attention et à notre patriotisme par M. le Dr Pidoux, — et ce concours est indispensable, — je ne me berce pas d'assez d'illusions pour croire que ces progrès doivent découler forcément de la centralisation, dans un ministère quelconque, des rapports annuels sur les médications hydro-minérales ; mais je dois me borner à indiquer ici le rôle et les attributions de ces fonctionnaires de la science, et je me réserve d'étudier plus tard, au chapitre des réformes à poursuivre, les moyens pratiques de réaliser les *desiderata* de M. le Dr Pidoux.

III

OBJECTIONS CONTRE L'INSPECTORAT. — RÉFORMES PROPOSÉES

J'aborde la partie la plus délicate de ma tâche, car après avoir démontré la nécessité du maintien de l'inspectorat, je me vois forcément obligé de serrer mes adversaires de plus près et de réfuter leurs critiques, en examinant celles-ci sous le vrai jour qui leur convient. Il ne faut pas se dissimuler, en effet, que la plupart des adversaires de l'inspectorat ont été inspecteurs et ne le sont plus; de plus malins que moi ajoutent que la plupart aussi ne dédaigneraient pas de l'être ou de le redevenir; la revue que je vais passer de ces troupes mécontentes prouvera que mon observation préliminaire n'est pas sans quelque valeur.

Voici d'abord une pièce officielle, signée par le Dr Daudirac, et adressée, sous forme de pétition, à l'Assemblée nationale (1). M. le Dr Daudirac exerce la médecine thermale libre à Cauterets, et l'on voit déjà pourquoi le Dr Josse jette ce petit pavé dans le jardin du Dr Cardinal, inspecteur de cette station. Admettons d'ailleurs, — car je suis meilleur prince que d'autres, — qu'en demandant la suppression de l'inspectorat, le pétitionnaire ait été inspiré par autant de désintéressement que de zèle, et examinons un peu les

---

(1) Reproduite par les *Pyrénées* du 8 juin 1871.

griefs que notre adversaire élève contre ses confréres officiels.

Pour M. le Dr Daudirac, l'inspectorat est un monopole, et le caractère dont se hérisse ainsi cette institution en fait, sous sa plume, un monstre horrible dont il énumère successivement les méfaits, lesquels sont tous aussi des monopoles. Ces monopoles, — comme qui dirait les mille têtes de l'hydre, — ont été prudemment numérotés par l'inventeur, pour éviter toute confusion ; en voici le défilé :

Le monopole n° 1 est le monopole *illégal*. Pour nous le rendre plus inabordable encore, le pétitionnaire énumère une longue série d'ordonnances et de lois dont l'esprit au moins, sinon la lettre, me semble lui avoir échappé ; mais si, d'un côté, je sais un gré infini à l'érudition de M. le Dr Daudirac de n'être pas remonté à l'aventure de Suzanne et des Vieillards ; de l'autre côté, je crains qu'à travers ce long dédale de règlementations successives, plus d'un baîllement justifié vienne à se produire ; je me borne donc à citer textuellement la conclusion de mon adversaire :

« L'utilité de l'inspectorat a légalement disparu ; l'inspecteur seul est debout. »

Halte-là, mon cher docteur : pour que l'utilité de l'inspectorat eût *légalement* disparu, il faudrait qu'une ordonnance ou un décret postérieurs eussent abrogé les dispositions des articles 1, 3, 4, 5, 6, 11 et 12 de l'Ordonnance royale du 18 juin 1823, et celles des articles 9, 11 et 14 du décret du 28 janvier 1860 ; il faudrait que liberté entière eût été donnée aux propriétaires et fermiers d altérer les sources minérales qui ne répondraient pas à leurs préférences chimiques, à l'empressement de leur clientèle ou au goût des consommateurs ; mais jusqu'à ce qu'une législature nouvelle ait remplacé celle, trop libérale déjà, qui régit les sources minérales, l'Inspectorat continuera à être la sanction première et nécessaire de celles que vous niez.

Le monopole n° 2 est le monopole *médical* : « C'est le pouvoir, dit le pétitionnaire, qui nomme l'Inspecteur, et par cela seul qu'il (l'Etat ou l'Inspecteur?) est nanti d'un titre officiel, il est spécialement recommandé à l'attention des malades. »

Ne confondons pas, s'il vous plaît, l'inspecteur et le médecin ; l'Inspecteur est un fonctionnaire dont l'Etat a besoin pour veiller à l'exécution de ses lois et de ses règlements, et pour avoir un représentant autorisé dans les questions qui affectent l'intérêt public ; à ce titre, ce fonctionnaire doit être nommé par l'Etat et avoir sa confiance.

Quant au médecin, c'est autre chose, c'est son affaire, à lui, d'avoir ou de n'avoir pas la confiance des malades ; celui-ci n'est imposé ni recommandé à personne, et cela est si vrai qu'on voit bien des stations dans lesquelles un médecin libre est beaucoup plus connu que l'Inspecteur. Le pétitionnaire de Cauterets ne contestera pas sans doute ce que j'avance ; mais s'il en était autrement, j'engagerais le Dr Daudirac à profiter des heures de loisir que lui fait le *monopole* dont il se plaint, pour aller faire une courte visite au Dr Gigot-Suard son confrère, moins éprouvé par le privilége : il trouverait chez celui-ci un médecin aussi *libre* qu'occupé ; le Dr Gigot-Suard lui apprendrait comment on se passe du *monopole* ; et comme tout me fait un devoir de supposer au Dr Gigot-Suard autant d'esprit qu'il a de talent, je pense que celui-ci raconterait un peu ce qui s'est passé dans les treize assemblées de l'Association générale des médecins de France, le 8 avril 1872 ; il lui ferait l'analyse du rapport présenté par M. le Dr Hérard sur la question de l'Inspectorat, et, aux dépens de lui donner la chair de poule, il lui dirait comment des médecins libres ont voté, à l'unanimité, le maintien de cet affreux *monopole* dont ils ne connaissent pas les ruineux effets (1).

M. le Dr Gigot-Suard, médecin libre à Cauterets, et confrère de M. le Dr Daudirac dans cette station, pourrait ajouter qu'il faisait partie de l'Assemblée du 8 avril et qu'il a pris part à ce vote unanime.

Passons au monopole n° 3 ; je cite M. le Dr Daudirac :

---

(1) Voir à l'*Annuaire de l'Association générale des médecins de France*, le compte-rendu de la séance du 8 avril, les noms des membres présents, le rapport du Dr Hérard et le vote qui l'a suivi, pages 20 et suivantes.

« Les conséquences de ces nominations d'Inspecteurs sont encore désastreuses pour les localités auxquelles ils sont imposés : 1° au point de vue médical :

» Les rapports qu'envoient ou sont censé envoyer les Inspecteurs de l'Académie de médecine sont nécessairement fort incomplets, n'étant basés que sur leurs observations personnelles... »

Un petit mot, s'il vous plaît, avant d'aller plus loin.

Comment se fait-il que les observations personnelles des Inspecteurs se réduisent à si peu de chose, si un *monopole illégal, médical et désastreux* leur a été octroyé? Décidément, M. le Dr Daudirac, j'ai eu tort de vous répondre tout à l'heure ; voilà que vous vous répondez à vous-même. Je poursuis la citation :

« Mais celles (les observations) des nombreux médecins qui exercent à leur côté restent enfoncées dans les cartons de ces praticiens, qui ne sont nullement encouragés à les produire : que de richesses scientifiques perdues, qui verraient immédiatement le jour si le monopole disparaissait ! »

Dieu me confonde si le monopole n° 3 n'est pas encore plus affreux que les autres ! Celui-ci n'empêche pas seulement les médecins libres d'avoir des clients ; il leur brise la plume dans les doigts, il met les scellés sur leurs « richesses scientifiques, » et il les mure dans leur science non « encouragée » et inconnue. A-t-on jamais vu un monopole aussi terrible que cela? Et dire que si « le monopole disparaissait, » ces « richesses scientifiques » verraient le jour « immédiatement. »

Je demande qu'on fasse cesser ce maudit monopole pendant vingt-quatre heures seulement, au mois de janvier, quand toutes les stations thermales seront closes ; quelles avalanches de science, depuis longtemps accumulées, vont nous verser le Dr Daudirac et ses confrères, ces médecins qu'on appelle *libres* par ironie sans doute, puisqu'on empêche ces soleils d'éclairer le ciel médical !

Ah ! je comprends maintenant pourquoi le Dr Pidoux a pu signer son immortel *Traité de thérapeutique* : c'est qu'il était médecin-inspecteur, et, à ce titre, « encouragé ! » Il est vrai que le Dr Trousseau a signé aussi ces pages ; les encouragements, dans cette collaboration, ont dû être contagieux.

On a jusqu'ici admiré le talent des auteurs illustres dont s'honore la médecine française ; il faudra désormais tenir compte de l'audace de ces écrivains qui, sans être médecins-inspecteurs, ont osé faire part à l'humanité, sans y être « encouragés, » des découvertes que les médecins libres des stations thermales enfouissent par timidité « dans leurs cartons. »

Mais peut-on raisonnablement demander à tout le monde des actes de témérité ? « Encouragez » donc un peu ces thaumaturges hydro-minéraux ; enlevez de leurs épaules ce « monopole » qui les écrase ; apportez-leur, dans leur cabinet, des paroles réconfortantes ; et alors des « cartons » de ces praticiens *la chevillette cherra* ; des « richesses scientiques perdues » et heureusement retrouvées verront « le jour immédiatement ; » le monde étonné apprendra comment, sous la direction habile d'un médecin libre jusqu'ici muet et inconnu, les perclus se trémoussent, les aveugles lisent des Elzévirs à quinze pas, les goutteux dansent des sarabandes, les asthmatiques gagnent le prix de la course au sac... Et songer que les médecins-inspecteurs sont cause que l'humanité souffre encore !

Je ne sais qui a « encouragé » le Dr Daudirac à extraire ce document de ses « cartons ; » mais le même conseiller aurait dû, par la même occasion, l'encourager à choisir, quand il écrit, des arguments plus sérieux.

Si je suivais M. le Dr Daudirac, il me conduirait à Turin, en passant par Aix-en-Savoie ; mais j'aurai deux mots à dire de cette station tout à l'heure, et j'ai hâte d'aborder le deuxième paragraphe du monopole n° 3 :

« Mais que dire de cet impôt prélevé de force sur les villes thermales et les particuliers pour payer l'Inspecteur qui n'inspecte rien ? »

C'est justement l'extension des attributions inspectorales que je demande, et la critique de M. le Dr Daudirac passe, par conséquent, à côté de moi sans m'atteindre. Je demanderai seulement à ce pétitionnaire radical qui poursuit la suppression de celui qui « n'inspecte rien, » par qui il fera soigner les clients indigents des stations thermales ; en admettant, ce qui est le contraire de la vérité, que l'Inspectorat soit, sous tous les autres rapports, une sinécure, il me semble que les intérêts des pauvres ont droit à moins de dédain ; et quelle que soit ma confiance dans le zèle philanthropique des médecins thermaux libres, j'ai besoin d'être rassuré sur l'accomplissement d'un devoir qui, s'adressant à tous, ne serait probablement, pour ce motif, bien accompli par aucun.

L'Etat, qui impose aux Etablissements charitables un médecin chargé de soigner les malades qui sont de la contrée, doit *a fortiori* placer ce soldat de la science et de la charité au seuil des stations lointaines, où le pauvre est sans famille, sans amis, sans appui. Voilà le seul « monopole » attribué et imposé au médecin-inspecteur, et je crois inutile de me faire le défenseur de celui-là ; M. le Dr Daudirac prouverait, au besoin, j'en suis sûr, qu'il serait le premier à accepter les sacrifices que ce « monopole » impose.

Poursuivons notre revue.

Un petit journal mensuel de réclame thermale, qui me tombe sous la main, et dont je me garderai bien d'indiquer le titre, me révèle un autre adversaire de l'Inspectorat dans la personne de son rédacteur en chef. C'est dire que celui-ci est médecin libre, et fort *libre* sans doute, puisque les soins de sa clientèle n'excluent pas ceux qu'exige cette publication. Les deux numéros de mars et avril 1873, — les deux seuls que je connaisse, — qui se sont fourvoyés chez moi je ne sais à quel titre, m'expliquent sans doute le chiffre annuel de ce tirage gracieux, qui est, dit ce journal, de 10,000 exemplaires ; mais j'y ai cherché vainement ces « richesses scientifiques » qui tombent des plumes médicales libres. Le Dr Tourrette doit être cependant un grand savant, à en juger par la prétention qu'il affiche de donner des leçons aux princes de la science. Trop modeste toutefois, et pas assez « encouragé » sans doute, pour apporter dans le débat un argument qui lui soit propre, il se borne à écouter aux portes et à faire à ses lecteurs gratuits le compte-rendu fantaisiste de ce qui se dit, — et de ce qui ne se dit pas, — à l'Académie de médecine. L'analyse qu'il donne du discours de

M. Pidoux vaut la peine qu'on s'y arrête, et, pour fournir à mes lecteurs les moyens d'apprécier l'homme, je cite textuellement ce qu'il a écrit à propos du remarquable extrait que j'ai donné moi-même du discours de M. le Dr Pidoux.

M. le Dr Tourette trouve que, « suivant M. Pidoux, il y a, entre l'intelligence et les organes sexuels, des rapports tellement intimes et directs, que ces derniers seraient comme pourvus d'âmes intimes, douées d'une action prépondérante dans les fonctions intellectuelles. On voit d'ici les conséquences de cette vue de l'esprit. Améliorer l'état des organes sexuels, c'est perfectionner et agrandir l'intelligence, les supprimer, c'est les détruire. »

J'insiste pour affirmer que tout, texte et ponctuation, est parfaitement exact.

Mais je ne sais vraiment avec quelles pinces et par quel bout prendre ce petit morceau.

M. le Dr Tourette, qui me semble avoir beaucoup plus le désir que le secret de l'ironie, a cru ne pouvoir mieux ridiculiser le Dr Pidoux qu'en essayant de le traduire, et il a mis alors dans la bouche de son adversaire des théories aussi éloignées de ce qu'il a dit qu'elles le sont du sens commun, ou même d'un sens quelconque. De tout ce que j'ai cité, je ne vois, quant à moi, qu'une ligne à retenir au bénéfice des héritiers de feu M. de la Palisse : « les supprimer, c'est les détruire ; » pourquoi pas : les détruire, c'est les supprimer ? Je crois bien que l'un vaut l'autre, et que les deux font la paire ; en revanche, j'estime que M. le Dr Pidoux et M. le Dr Tourrette ne la font pas.

Le style du Dr Tourrette tourne, par exemple, au genre laudatif, quand il s'agit du Dr Guérin. Je ne sais si celui-ci est flatté d'un tel patronage ; mais puisque M. le Dr Tourrette l'a introduit dans ma galerie, je lui dois bien une poignée de main... et de petites vérités.

M. le Dr Guérin était jadis Inspecteur des bains de mer de Dieppe. Quelque temps d'expérience de cet inspectorat lui apprit qu'en dépit de ses rapports au gouvernement, l'Océan était toujours fort indocile, chaud ou froid à ses heures et selon ses caprices, orageux ou calme selon l'état de l'atmosphère, les courants et d'autres causes rebelles à toute réglementation ; les heures et les hauteurs des marées se moquaient de l'Inspecteur et ne s'en rapportaient qu'à la lune ; l'immense et commune baignoire, lavée sans cesse à grande eau, était d'une propreté désespérante pour un Inspecteur qui tient à inspecter quelque chose ; il parut aussi au Dr Guérin, qu'en admettant même la suppression de cet Inspectorat, la fraude et la spéculation altéreraient difficilement une eau qui ne manquait jamais et qui ne coûtait rien ; la façon de prendre les bains lui sembla aussi être plutôt l'affaire d'un maître de natation que d'un disciple d'Esculape ; à l'heure où la plage se couvrait de baigneurs et de baigneuses multicolores, banquiers, diplomates, petits crevés et petites dames, ne consultaient que leurs goûts et leurs aptitudes : ceux-ci étalaient dans une planche majestueuse les richesses de leur buste ou de leur abdomen ; ceux-là cherchaient dans la nage classique de pudiques garanties ; d'autres se laissaient bercer par la vague complaisante ; mais nul ne songeait à l'Inspecteur solitaire, réduit à s'inspecter lui-même et à donner sa démission, quand il se fut assez inspecté pour comprendre qu'il était inutile.

Ainsi finit cet inspecteur de l'Océan.

Mais M. le Dr Guérin se venge sur les Naïades du continent des dédaigneuses fiertés d'Amphytrite, et il ne veut pas comprendre la différence profonde, radicale, qui existe entre des filets d'eau, chimiquement élaborés dans les secrets des montagnes, et les immensités liquides de l'Océan ; il n'admet pas qu'alors qu'il n'a rien trouvé à inspecter à Dieppe, où l'on se baigne le plus souvent par mode ou par propreté, on puisse inspecter quelque chose à Luchon, à Capvern, à Vichy, à Cauterets, aux Eaux-Bonnes, où les bains sont une question d'utilité, d'opportunité, c'est-à-dire de guérison. Il a vu des crevettes — sans jeu de mots — boire tout leur saoûl à Dieppe, et il ne voit pas d'inconvénients à laisser boire librement les ignorants et les petits crevés aux robinets hydro-minéraux ; il est convaincu qu'on ne saurait altérer l'Océan, et une surveillance sur les Eaux thermales lui paraît superflue ; il a donné sa démission parce qu'il s'est reconnu inutile, et il demande qu'on supprime ses confrères jusqu'ici maintenus, en les déclarant aussi inutiles que lui.

J'ai déjà fait justice, dans les deux chapitres précédents, de ces affirmations très-erronées : j'aurai d'ailleurs l'occasion d'y revenir encore, et, passant des lagunes à la terre ferme, je quitte le Dr Guérin pour le Dr Félix Roubaud.

Et d'abord, je me sens retenu par un scrupule : le Dr Roubaud doit-il être rangé parmi les adversaires de l'Inspectorat, ou doit-il être classé plutôt parmi les plus ardents défenseurs de cette institution ? La question est épineuse et ne peut guère être résolue qu'autant que l'on considère ce praticien comme Inspecteur des Eaux de Pougues, ou comme ayant cessé de l'être ; l'ardeur du premier à défendre l'Inspectorat n'a d'égale que l'ardeur du second à le combattre ; aussi, après avoir bien examiné le cas, et flottant encore entre deux opinions contraires, également justifiables, je prends le parti de scinder mon adversaire et d'opposer l'une à l'autre ses deux moitiés ennemies : à mes lecteurs le soin de tirer la conclusion.

Le Dr Félix Roubaud, rédacteur en chef de la *France médicale*, ne veut pas aujourd'hui de l'ingérence de l'Etat dans des affaires qui, dit il, ne le regardent pas.

« Il s'agit de savoir si la propriété doit être grevée d'une servitude gênante et onéreuse pour cause d'Eaux minérales ; cette servitude, on le sait, consiste :

» 1° Dans l'autorisation de l'exploitation :

» 2° En une surveillance tracassière et fiscale.

» ..... Est-ce que le coton, le blé, le vin ne sont pas des matières industrielles et commerciales ? Est-il jamais venu à l'idée de l'administration d'imposer à ces industries et à ces commerces l'autorisation d'exploitation et une surveillance ? »

(*France médicale*, 8 mars 1873.)

Mais le Dr Félix Roubaud était aussi, en 1860, rédacteur en chef de la *France médicale*, et la question alors était autrement envisagée.

« Mais cette exploitation, pour être réellement profitable à la santé publique, devait être entourée de soins et de précautions que l'on ne pourrait abandonner à la cupidité ou à l'ignorance des industries libres, et la société dût prendre ses mesures pour que cette exploitation n'altérât pas le caractère de l'agent médicamenteux, et restât toujours dans les limites des réglements prescrits par l'administration. »

(*France médicale*, 1er septembre 1860).

Veut-on savoir ce qu'était, en 1860, la surveillance « tracassière et fiscale » de 1873 ?

« Nous persistons à croire indispensable l'inspection permanente, et indispensable aussi l'obligation du *visa* de l'inspecteur. »

(*France médicale*, 20 octobre 1860)

Ainsi, M. le Dr Roubaud, qui demande aujourd'hui la liberté absolue et complète des Eaux minérales, et qui trouve « tracassière et fiscale » une surveillance étrangère aux prescriptions des médecins libres, M. le Dr Roubaud, dis-je, trouvait, en 1860, que *l'obligation du visa de l'inspecteur était indispensable.*

Je ne suis jamais allé aussi loin.

Le même publiciste ne pense pas aujourd'hui que la nécessité du maintien de l'inspectorat résulte de la nécessité des rapports officiels dans l'intérêt de la thérapeuitque hydro-minérale.

« Il ne faut pas un titre officiel pour faire un travail original, bien au contraire, les hommes casés et bien casés s'endorment d'ordinaire dans leur prébende, et n'ont plus d'autre soins que celui de complaire aux gens qui les maintiennent en place. »

(*France médicale*, 29 mars 1873).

Mais l'opinion de 1860 différait essentiellement de celle de 1873 :

« Ces médecins (les médecins libres) ne relevant que d'eux-mêmes et subissant le sort de la libre concurrence, ne doivent rien à l'administration, et ne sont pas plus tenus de lui rendre compte de leur pratique aux Eaux minérales que de leur pratique dans la vie ordinaire.

» De cette façon, le gouvernement et la science se trouvent en présence d'une situation fâcheuse, à laquelle il faut faire remonter, en partie, l'infériorité relative où se trouvent nos établissement thermaux et les études hydrologiques. »

(*France médicale*, 1er novembre 1860).

Je suis donc autorisé à ne pas réfuter le Dr Roubaud d'aujourd'hui, le Dr Roubaud d'autrefois s'étant chargé de ce soin ; et puis, avec des adversaires comme celui-ci, il n'y a qu'une conduite à tenir, on leur fait, selon le conseil de Voltaire, ce qu'on fait aux chats qui ne connaissent pas la propreté, on leur fourre le nez dans leurs propres... articles, et on les laisse se débarbouiller.

Cette revue des adversaires de l'Inspectorat est déjà longue, et après avoir crayonné les silhouettes des caporaux qui les commandent, et qui suffisent pour faire juger des soldats, j'examinerai, pour en finir avec ces Messieurs, ce qui arriverait si cette utile institution était supprimée.

Admettons donc pour un instant qu'au nom de ce principe, si beau quand il est bien compris, si funeste quand il est mal appliqué, et qu'on appelle la liberté, toute surveillance officielle sur les Eaux minérales a été supprimée. Voilà de suite Messieurs les médecins libres débarrassés de leur confrère si jalousé ; leur responsabilité augmente, et, avec elle, leurs devoirs : c'est à eux qu'il appartient désormais de veiller, dans l'intérêt de leurs clients, à la conservation et à la bonne distribution des Eaux. Or, il suffit de se pénétrer un instant des vérités pratiques de leur situation pour acquérir la certitude que cette surveillance officieuse sera impossible.

Nul ne contestera, en effet, que le plus puissant de tous les mobiles, dans les stations thermales, est l'appât d'un gain rapide ; livrer beaucoup de bains, avec n'importe quelle eau, faire boire beaucoup, soit sur place, soit par l'exportation, en altérant, au besoin, un liquide qui ne conviendrait pas aux repas, soumettre la santé publique à tous les abus d'un mercantilisme sans vergogne, telle serait la première conséquence de cette licence légale accordée à des appétits sans frein.

Eh bien, quel est le médecin qui, en présence de ces abus, oserait élever la voix, et dénoncer à l'opinion publique ou à la sévérité des parquets les fermiers peu scrupuleux ? Nul de ces praticiens ne l'oserait, parce que, se mettre en lutte avec un propriétaire ou un fermier de sources, au milieu d'une agglomération de malades sans cesse renouvelée, privée par conséquent de tout élément qui lui permît de réagir contre des recommandations ou des critiques intéressées, équivaudrait, pour le médecin isolé et personnellement inconnu, à la perte de sa clientèle.

Et qui ne voit de suite que l'effet immédiat de la suppression de l'Inspectorat serait le renversement des rôles et la sujétion des médecins aux propriétaires et aux fermiers? Là où les Établissements thermaux seraient administrés par un seul industriel, celui-ci aurait son inspecteur, lequel ne saurait être que le plus docile, — j'allais dire le plus offrant, — et, par conséquent, le moins digne, des médecins de la station; si, au contraire, l'avidité des propriétaires ou des fermiers se compliquait de la rivalité qui existe toujours entre les divers Établissements d'une même station thermale, séparément administrés, le scandale de ce mercantilisme médical n'aurait plus de bornes, et je laisse à mes lecteurs le soin d'en imaginer les formes multiples et dégoûtantes.

Quelque médecin protestera peut-être, en lisant ces lignes, au nom de l'honneur professionnel outragé, contre les vivacités d'un style qui ne fait pourtant qu'appeler les choses par leur nom; mais j'ai eu l'honneur de le dire en commençant : en matière médicale, ce ne sont pas les diplômes qui me gênent, et j'use en toute liberté des avantages que me donne ma précieuse qualité de profane.

La suppression de l'Inspectorat officiel amènerait donc la création de l'Inspectorat officieux et vénal, et je doute que, dans leurs rapports avec leur confrère, le docteur-lige du fermier, Messieurs les médecins *libres* trouvassent souvent la bienveillance et le savoir-vivre qui distinguent habituellement un homme choisi par l'État, qui est leur égal devant les malades, et qui n'a d'autorité que sur ceux dont la conduite les intéresse eux-mêmes.

Si toutefois mes hypothétiques accusations devaient m'aliéner les bonnes grâces d'un médecin, inconnu pour moi aujourd'hui, et qui tiendra peut-être un jour ma vie au bout de sa lancette, je répéterai encore ce que j'ai dit ailleurs : la Loi doit éviter qu'on *puisse* commettre le mal, dût-on ne pas le commettre : comme la femme de César, la médecine ne doit pas être même soupçonnée.

L'abolition de l'Inspectorat aurait encore une autre conséquence fâcheuse : je veux parler du discrédit des sources minérales. Le Corps médical, sachant les altérations dont elles seraient ou pourraient être l'objet, saisi de dégoût à la lecture des impudentes réclames qui s'adresseraient à l'ignorance, cesserait d'envoyer les malades à ces sources discréditées. Cette branche de la richesse publique serait perdue pour le pays, pour la science, pour la santé, et nous saurions à notre tour ce que nous coûterait une erreur qui a valu à l'Angleterre la perte de toutes ses stations thermales. Placés, au commencement du siècle, sous la surveillance de fonctionnaires délégués par l'État, les Établissements thermaux de nos voisins jouissaient d'une vogue et d'un crédit européens ; l'absence de toute protection, l'incurie qui règne dans leur administration, et la fraude dont ces Eaux sont l'objet, les a fait descendre à un degré de décadence tel qu'on ignore généralement même leur existence.

Je crois avoir réduit à leur juste valeur les doctrines radicales qui visent la suppression de l'Inspectorat, et, pour donner à cette étude les développements utiles qu'elle comporte, je vais examiner successivement les critiques de détail dont l'Inspectorat est l'objet, et qui, dans la pensée de leurs auteurs, tendraient à améliorer une institution qu'ils considèrent comme nécessaire.

§ 1. — Inspection collective.

L'annexion de la Savoie à la France trouva la station thermale d'Aix, médicalement administrée par une Commission composée de tous les médecins exerçant, depuis un an au moins, dans cette localité. M. le Dr Fauvel a raconté à l'Académie de médecine comment cette institution, d'une origine peu rassurante pour les malades, avait été fondée. Le fermier des Eaux, qui était en même temps fermier des jeux, et qui tenait à se débarrasser d'un surveillant sérieux et importun exigea, comme condition de la concession, que l'Inspectorat individuel serait supprimé. Certain article du règlement, peut-être modifié depuis, montre clairement ce qu'était cette *Commission médicale consultative*, que le *fermier* convoquait extraordinairement quand il le jugeait à propos, et *aux séances de laquelle il avait droit d'assister;* il faut ajouter que cette complaisante Commission lui adressait ses rapports, et *que c'était à lui qu'il appartenait d'aviser.*

Je n'accuserai certes pas les partisans actuels de l'Inspectorat collectif de s'inspirer des mêmes principes et de chercher à faire, de la Commission, le troupeau servile du fermier. En admettant toutefois qu'on n'empruntât au système imposé à M. de Cavour que ce qu'il avait de moins mauvais, cette organisation présenterait encore des inconvénients tels qu'elle devrait être complétement écartée; il suffira de quelques lignes pour en signaler les dangers.

Cette Commission se composerait donc de tous les médecins exerçant, depuis un an au moins, dans la station, et, comme à Aix, la présidence serait successivement dévolue à chacun d'eux, suivant un roulement indiqué d'abord par le sort; le président et le vice-président seraient chargés des soins gratuits dûs aux indigents.

Le premier inconvénient de ce système est d'encourager la migration périodique vers les stations thermales, *des génies incompris* auxquels la clientèle ordinaire ne se montre pas sympathique. Le médecin qui possède une nombreuse clientèle, à laquelle il est attaché par les liens puissants de l'intérêt, de l'affection et du devoir, ne l'abandonne jamais pendant toute une saison pour aller jeter le filet de la spéculation dans l'eau trouble des foules qui passent et qu'on ne revoit plus; et, à part des noms trop haut placés dans l'estime publique pour que nos critiques puissent les effleurer, il est permis de dire, *a priori,* que les médecins nomades et libres des stations thermales se désignent eux-mêmes, *ipso facto,* à la prudente attention du public.

Et c'est précisément à ces hommes qu'on veut confier l'administration des intérêts thermaux? Ne voit-on pas que ce sont là les élus d'un véritable concours *à qui perd gagne,* c'est-à-dire dans lequel les moins méritants sont les vainqueurs? Et le médecin qui, se faisant justice lui-même, quitte la clientèle qui le connaît pour celle qui ne le connaît nullement, aura, par ce simple changement de latitude, acquis le droit d'imposer ses idées et ses prétendues réformes, sa protection et sa surveillance à des établissements d'intérêt public ? Cet homme, que l'ambition déçue, l'appât d'un gain rapide, pousseront vers une riche station thermale, deviendra à son tour le président de la Commission médicale et l'exécuteur de ses décisions ?

La certitude d'appeler des indignes à ces importantes fonctions n'est pas le seul inconvénient que présente l'Inspectorat collectif. Je me demande ce que devient, avec le remplacement périodique du président de la Commission, l'unité d'action, condition nécessaire de tout progrès et de toute amélioration sérieuse. Les meilleures réformes sont celles dont l'expérience consacre les essais, la marche lente et sûre, la timide et prudente application. Or la succession périodique d'un pouvoir se transmettant tour à tour à des hommes professant souvent des doctrines diamétralement opposées, me paraît être un mauvais moyen d'assurer aux réformes poursuivies les caractères qui, seuls, peuvent les rendre sérieuses et durables.

Je pourrais reprocher encore à l'Inspectorat collectif de faire disparaître toute responsabilité. J'écrivais, à propos de la médecine gratuite, qu'un devoir qui s'impose à tout un groupe n'est habituellement bien rempli par aucun des membres qui le composent ; on diminue et on supprime la responsabilité en la divisant, et on peut affirmer qu'à ce point de vue l'Inspectorat collectif ne serait jamais une institution sérieuse. Ignore-t-on d'ailleurs qu'il faut une sanction à toute loi, à tout règlement, à toute organisation, et que, dans ce rêve d'organisation inspectorale, la sanction fait défaut complètement ? Quel droit aurait le gouvernement sur une Commission qu'il n'aurait pas nommée, et qui pourrait, à tout instant, rompre ses relations avec lui ? L'inspecteur nommé par le ministre peut être blâmé, suspendu, révoqué par le Pouvoir ; la Commission, choisie par quelque chose pire que le hasard, serait souveraine et braverait toute censure.

Si j'aimais à prendre, à l'occasion, le burlesque chez mes adversaires pour m'en faire une arme contre eux, je pourrais, cette fois, faire rire aux dépens de cette pauvre inspection collective, si bonne personne au premier abord, mais si... comment dirai-je? eh bien... si burlesque, quand on l'examine un peu de près. Mais je ne tiens pas à convaincre en faisant rire, et je laisse à mes lecteurs le soin de sténographier la séance tenue par les deux seuls médecins d'une station, ennemis, comme ils le sont toujours entre eux, et dont l'un présiderait l'autre, en attendant... que l'autre présidât l'un.

§ 2. — Inspections régionales.

Des motifs qu'il m'est impossible de pénétrer ont fait proposer par quelques réformateurs la substitution de l'Inspectorat régional intermittent, à l'Inspectorat local et permanent. Ont-ils voulu soustraire l'inspecteur aux influences intéressées de la station, en le plaçant à une distance qui assurât son indépendance? Peut-être bien ; mais un autre motif a dû les inspirer encore, car il n'était pas nécessaire, pour atteindre ce but, de substituer aussi l'élément profane à l'élément médical, et de demander que ce fonctionnaire ne fût pas médecin ; au bout de cette oreille je vois percer encore une question de concurrence.

Quoi qu'il en soit, j'examinerai la réforme en elle-même. Je ne nie pas qu'il puisse exceptionnellement se produire des cas dans lesquels le médecin inspecteur, sollicité par d'importunes influences, soit fâcheusement placé entre son devoir et ses affections; mais qui ne sait que les meilleures choses ont leurs mauvais côtés, et que la perfection absolue n'est pas du domaine des créations humaines? Je me demande donc si cet inconvénient est plus grave que ceux qui résulteraient du système qu'on propose, et la négation me paraît s'imposer à tout homme qui étudie un peu cette question.

La plupart des difficultés auxquelles donne lieu l'administration des Eaux minérales réclame une prompte solution ; ce n'est pas par mois ou par semaines, mais par jours et par heures, que presque tous les clients des stations thermales comptent le temps dont ils disposent ; et l'on comprend que, lorsque les mille détails d'un service aussi varié causent, entre les baigneurs et le fermier, quelques difficultés imprévues et subites, il importe souverainement aux loisirs limités et à la bourse des malades que ces conflits aient une prompte fin. Or en sera-t-il ainsi si le plaignant n'a pas d'autre ressource que d'adresser sa requête au fonctionnaire lointain, chargé de surveiller à distance ce qui ne peut être vu que de près. Insister serait puéril et superflu.

Et puis, quelles seront la compétence et la capacité d'un fonctionnaire, étranger à toute notion médicale, le jour où des plaintes lui seront portées sur le mauvais conditionnement des appareils, sur leur insuffisance, sur les modifications qu'il serait bon d'y apporter? Autant vaudrait confier à un aveugle l'inspection des télescopes de M. Leverrier!

§ 3. — Nomination des inspecteurs.

Le champ de la critique se rétrécit, et, après avoir combattu les partisans de l'Inspectorat collectif ou régional, je n'ai plus affaire qu'à ceux qui acceptent le principe de l'Inspectorat individuel et local.

Il en est, parmi ceux-ci, qui trouvent que tout n'est pas pour le mieux dans le meilleur des systèmes possibles, et que le mode de nomination actuellement suivi offre quelques inconvénients. Je suis de leur avis, et je me réserve de formuler mes *desiderata* à cet égard quand je tirerai de cette étude les conclusions qu'elle m'aura paru justifier. Je ne crois pas toutefois que la réforme proposée par M. le Dr Dechambre, et formulée dans la *France médicale* du 22 mars, page 178, oppose au mal un remède exempt de dangers. M. le Dr Dechambre propose de « confier la nomination des médecins inspecteurs à une Commission instituée au sein de l'Académie de médecine, et composée de plusieurs sections. »

Il ne m'en coûte pas de reconnaître qu'une telle Commission serait infiniment plus compétente que M. le Ministre de l'agriculture et du commerce pour apprécier les titres des divers candidats; je crois, avec M. le Dr Dechambre, qu'il faut faire à l'élément scientifique la plus large part, et qu'il est nécessaire de restreindre la latitude que laissent aujourd'hui aux préférences ministérielles les présentations du Comité consultatif d'hygiène. Mais il me semble aussi qu'il est des considérations qui échappent toujours à une Commission, et qui doivent s'imposer à la prudence de ceux de qui dépendent les nominations dont je m'occupe: telles sont les conditions de moralité et d'honorabilité qui, sans faire oublier celles de la science et du talent, méritent d'être appréciées à leur valeur. Or une Commission scientifique, dépourvue d'autorité sur les fonctionnaires des différents services administratifs, manque des éléments nécessaires d'information. Nul n'ignore encore que les griefs ayant un caractère personnel se produisent difficilement dans une réunion officielle ; tout homme éprouve une répulsion instinctive à signaler à l'attention d'autrui ce qui blesse la délicatesse et l'honneur, et une assemblée délibérante ne motiverait jamais, même verbalement, une exclusion dont le défaut d'honorabilité du candidat serait cause. Il faut donc laisser la signature du titre au Ministre, qui peut seul, grâce aux moyens d'information dont il dispose, connaître la valeur morale du candidat, et, par une décision tacite, investir de préférence du titre d'inspecteur le candidat porté au second rang par la Commission spéciale.

Après M. le Dr Dechambre, M. le Dr Hardy s'occupe aussi de la nomination des inspecteurs. Celui-ci ne songe pas à l'enlever à la plume ministérielle; mais le mode actuel de présentation ne lui présentant pas assez de garanties, il demande qu'une double liste de candidats soit proposée au Ministre par le Comité d'hygiène publique et par l'Académie de médecine.

A mon humble avis, ce luxe de précaution serait inefficace, et cela justement parce qu'il serait exagéré. Un candidat qui figurerait à la fois en tête des deux listes mériterait sans doute, plus que tout autre, de fixer l'attention ministérielle; mais en serait-il souvent ainsi ? Evidemment non, et ce cas ne serait même que l'exception. Que M. le Dr Hardy me permette donc de le mettre en présence du dilemme suivant :

Ou bien le candidat occupera le premier rang sur les deux listes, et en ce cas il y en aurait une qui serait superflue ;

Ou bien il y occupera, — en admettant encore qu'il figure sur les deux listes, — deux rangs différents, et, en ce cas, le système proposé amène un résultat opposé à celui que poursuit son auteur; il rend au Ministre une latitude qu'on cherche à restreindre, en permettant à celui-ci de ne s'inspirer, entre deux présentations rivales, que de ses préférences personnelles.

§ 4. — Avancement des inspecteurs.

M. le Dr Gerdy, successivement nommé rapporteur dans la question de l'Inspectorat, en 1845 par le Congrès médical, et en 1854 par la Société d'hydrologie, émettait le vœu suivant:

« Que les médecins inspecteurs soient organisés en un corps hiérarchique, où un avancement régulier, basé sur l'ancienneté et la valeur des travaux produits par chacun, leur permette de diriger successivement des établissements de différente nature et d'une importance croissante. »

(*Union libérale*, 4 mars 1873.)

Cette réforme est-elle désirable? Je ne le pense pas, et j'en vais dire les motifs.

M. le Dr Gerdy s'est placé au point de vue des intérêts financiers de l'Inspectorat; ne serait-il pas plus juste de se placer au point de vue de l'intérêt public? Pour M. le Dr Gerdy, l'Inspectorat n'est qu'une fonction dont il faut élever graduellement le salaire; pour moi, l'Inspectorat est une institution qui a pour but d'arracher chaque jour un nouveau secret à la nature, en assignant à chaque titulaire un champ limité d'observation, sur lequel la science du cabinet et l'expérience de la clinique quotidienne se donnent rendez-vous et se prêtent un mutuel appui.

On aurait tort, en effet, de croire qu'il suffise de faire évaporer une eau minérale dans une cornue et d'en traiter les éléments par des réactifs chimiques, pour être fixé sur les qualités thérapeutiques qui doivent lui être assignées. La science a beau isoler, dans une minutieuse analyse, les unités d'une synthèse faite par la nature; elle ne lui ravira jamais ce *quid ignotum*, qui est le secret et le privilége éternel des œuvres que l'homme ne fabrique pas. Il y a donc, dans chaque source minérale, des éléments cachés, insaisissables, et sans nom dans la science, que la science constate par leurs effets, et qu'elle ne définit pas. L'impuissance de la chimie à expliquer le mode d'action des Eaux minérales a été démontrée par M. le Dr Lambron, et je m'empresse de mettre ma modeste opinion à l'ombre de cette autorité de la science hydrologique :

« Voir dans une eau minérale une association d'un nombre plus au moins considérable de produits chimiques distincts, bien dessinés, c'est une grande erreur. Une preuve inévitable qu'on en peut donner, c'est que la chimie, en mélangeant dans son laboratoire, avec la grande expérience qu'elle possède, tous les éléments minéraux qu'elle a trouvés dans une eau, ne peut pas plus la recomposer, qu'il ne lui est possible de faire du vin, un fruit, un morceau de bois, une pierre.

» Il faut donc considérer tous les éléments qu'on trouve dans une eau minérale comme combinés, non deux à deux, trois à trois, etc., mais tous ensemble, de manière à former de cette eau une individualité parfaitement distincte, tout aussi distincte et spéciale que les autres produits de la nature : un fruit, une pierre, du vin, etc., auxquels il serait impossible d'enlever une parcelle des éléments qui les composent sans détruire l'harmonie de leur combinaison, et, par conséquent, leur existence. « *Moins d'un millième,* dit » Guyton de Morvaux, de substance ajoutée ou soustraite » dans une composition, y produit des changements de » propriétés notables. »

M. le Dr Lambron conclut ainsi :

« Ce n'est donc pas à la chimie qu'il faut demander de quelle action spéciale sont douées les sources de telles ou telles stations thermales de la même classe, mais à l'observation clinique, c'est-à-dire aux observations que fait le médecin sur les effets qu'elles produisent sur le corps humain et sur les maladies ; en d'autres termes, sur leurs effets physiologiques et thérapeutiques. »

(Dr Lambron, *Les Pyrénées et les Eaux minérales de Luchon ;* extrait de l'ouvrage de M. le Dr Ticier sur *Capvern*, pages 28 et 29.)

La réforme proposée par le Dr Gerdy me semble donc ruiner dans ses éléments essentiels une institution dont les heureux résultats dépendent des observations soutenues et de la longue pratique du titulaire dans une même station. Les avantages d'un séjour aussi long que possible dans le même milieu ont été si bien reconnus, que nos Gouvernements successifs, — imposés ou choisis, — ont successivement élargi le cercle des fonctions où l'avancement peut être obtenu sur place; se montrerait-on moins soucieux de la santé publique que des services administratifs, et ferait-on meilleur marché d'un médecin Inspecteur que d'un chef cantonnier. Je ne le pense pas. Aussi me bornerai-je à demander que, l'Inspectorat conservant son caractère sédentaire et local, on avise, s'il le faut, aux moyens d'élever sur place l'indemnité accordée au titulaire.

On m'objectera peut-être qu'une telle mesure soulèverait bien des difficultés, le traitement de l'Inspecteur étant pris sur les revenus des Établissements de la station, et non dans les caisses de l'État.

A cela, j'ai deux réponses :

Je ferai remarquer d'abord que le principe dont je propose une application nouvelle est déjà mis en pratique en matière d'enseignement primaire. Bien des communes inscrivent à leur budget, en recettes et en dépenses, une somme de 700 fr. par exemple, produit des centimes spéciaux, de la rétribution scolaire et de l'appoint communal, alors que l'instituteur ne touche qu'un traitement de début. Ces fonds ne sortent pas des caisses de l'État, pas plus qu'ils n'y rentrent, mais ils constituent les éléments d'une répartition départementale pour le service de l'enseignement.

Le traitement de MM. les médecins Inspecteurs ne pourrait-il pas de même faire l'objet d'une répartition entre tous les Établissements thermaux du pays ?

En second lieu, j'affirmerai, sans crainte d'être démenti, que l'Inspecteur dont le zèle, l'intelligence et les travaux scientifiques auront contribué à la prospérité et au développement d'une station thermale, ne se heurtera jamais à un refus, qui ne serait pas seulement un acte d'ingratitude, mais qui serait surtout une maladresse. L'intérêt — mobile des entreprises industrielles — retiendra toujours dans une station thermale le praticien qui la fait valoir et prospérer.

De leur côté, privés des agréments que peut offrir parfois la clientèle urbaine ou rurale, sous le rapport des relations amicales, les médecins Inspecteurs s'attachent à la station, point fixe, être moral, vers lequel convergent leurs souvenirs, leurs espérances, toutes leurs affections, et dans lequel se fixent, en quelque sorte, toutes les impressions qui leur restent de la clientèle nomade qui est leur lot ; et, quand les étrangers ont fui, c'est l'Inspecteur qui personnifie, pour les habitants de la station, le souvenir du gain d'hier, l'espoir en celui de demain ; il s'établit ainsi, entre l'Inspecteur et les habitants, un lien puissant que tout concourt à resserrer, l'affection, le temps et l'intérêt.

Si ce que j'écris n'était pas vrai dans certaines stations thermales, ces exceptions seraient encore un argument de plus à la thèse que je soutiens; elles prouveraient, en effet, que là où l'Inspecteur n'a pas dû ou voulu faire le bien, la porte doit être fermée à un avancement et rester ouverte à une révocation.

Mais, encore une fois, il ne saurait y avoir lutte entre les intérêts Inspectoraux et les intérêts locaux des stations thermales. Ces deux ordres d'intérêt sont, au contraire, solidaires, et ils ne peuvent trouver une mutuelle satisfaction que dans leur constante harmonie.

Je ne rechercherai pas — cette étude serait trop longue — quelle a été l'influence de l'Inspectorat et des travaux scientifiques qu'il a produits sur la prospérité et le développement des diverses stations thermales ; ici, c'est l'autorité d'un grand nom, consacré par la science, qui a appelé vers une station, associée ainsi au crédit de son Inspecteur, la foule de ceux qui sont malades, qui croient l'être, ou qui ne veulent pas le devenir; là, ce sont des travaux remarquables, dont la sincérité a pour garanties une position officielle et le contrôle de la science, et qui constatent, en les publiant, des propriétés thérapeutiques nouvelles dans telle ou telle source négligée jusque-là. Des analyses plus délicates, des études nouvelles, appuyées sur des observations quotidiennes, appellent d'abord sur les stations ignorées l'attention du monde savant, la conviction qui se fait ainsi dans l'esprit des médecins, — seule réclame honnête en pareille matière,—fait affluer de tous les points du pays les malades aux sources spéciales qui leur conviennent; et c'est ainsi qu'à côté des grands revers thermaux, en honneur surtout auprès de la fashion-cosmopolite, surgissent successivement les noms plus modestes de stations, utiles d'abord, et qui peu à peu ajoutent à cette précieuse qualité celle qu'Horace déclarait nécessaire pour que rien ne restât à désirer.

Quel que soit toutefois mon désir de resserrer cette étude dans un cadre aussi étroit que possible, et de supprimer les développements, jugés superflus par la conviction de nos lecteurs, je ne puis me résoudre à passer sous silence un exemple pris dans l'histoire d'hier, et qui ajoutera à ma thèse l'autorité du fait indiscutable et brutal.

Il y avait, il y a six ans à peine, au seuil des Pyrénées, un petit bourg dont la réputation ne dépassait guère les limites des départements voisins, je pourrais dire du département des Hautes-Pyrénées. Le Dr Constantin James, dont l'ouvrage sur les stations thermales est le guide officiel des malades et des touristes, ne nommait ces modestes établissements que pour mémoire, et déguisait même à peine l'ironique salut qu'il leur adressait en passant. Perdue dans une dentelure profonde du plateau de Lannemezan, la station ignorée n'avait guère d'autres visiteurs que de rares graveleux, envoyés là par les médecins des environs; si l'on nommait Capvern ailleurs qu'à Montréjeau, Tarbes ou Auch, la société s'informait de l'orthographe du nom et demandait un dictionnaire de géographie; les hardis explorateurs qui se hasardaient à s'y rendre hésitaient entre un séjour dont les heureux résultats ne leur étaient pas encore démontrés et les longues heures d'ennui que leur imposait un site aride, où les plus exigeants faisaient bien vite le sacrifice du confortable et bornaient leurs vœux au strict nécessaire; pas de logements en dehors des deux hôtels des *Pyrénées* et de la *Paix*; pas un lieu de réunion, pas un cercle, pas un journal, pas un magasin à la disposition des étrangers.

Il y a six ans, des préoccupations causées par les désastres militaires de la France me firent quitter Luchon, station reliée aujourd'hui à la ligne de Toulouse à Bayonne, et dans laquelle on courait risque alors d'être cloué huit jours, quelque pressé que l'on fût de la quitter, tant la panique entassait de fugitifs dans le matériel insuffisant des messageries. Je me laissai, en passant, échouer à Capvern, ce *Caput verinum* dont le nom gracieux me payait d'avance en promesses poétiques. Hélas ! quelle ne fût pas ma déception quand je fus descendu au fond de cette gorge sauvage, dont le Dante aurait fait, s'il l'avait connu, l'un des Cercles de son *Enfer*! A part l'hôtel Doat, où les attentions du propriétaire, les excellentes conditions du service et la société choisie offraient les seuls dédommagements possibles aux étrangers; à part aussi les instants trop rapides de plaisir que pouvait me donner un ami, savant et littérateur à la fois, je me heurtai, à toute heure du jour, à des impossibilités absolues de me distraire, de sortir, de parler, de penser, de vivre enfin; forcé de rester tard au lit pour tricher la longueur du jour, je creusais vainement, tous les matins, ma cervelle, pour y découvrir un programme de distraction réalisable ; un jour enfin, irrité encore plus que d'habitude, je me levai dans l'intention d'aller me mettre en face du site le plus sauvage de ce sauvage pays, et d'y chercher les inspirations d'une violente philippique ; *facit indignatio versum*, me disais-je... et je méditais déjà un nouveau péché poétique, dont Capvern aurait été le complice, je prends donc l'unique feuille de papier blanc qui restait dans mon carton de voyage, et je m'informe d'un Mangin quelconque qui me vende un crayon de cinq centimes. Les traîtres ! Ils avaient prévu le cas, et je ne trouvai ni un marchand ni un crayon à Capvern !

Eh bien, Capvern est aujourd'hui connu de tout le Corps médical français, et les malades qui affluent de tous les points du Pays, pendant une saison qui dure six mois, constatent et publient la puissante efficacité de ses eaux dans une foule d'affections dont on demandait en vain la guérison à d'autres stations. Comme conséquence, le site se transforme, l'art vient en aide à la nature, les établissements sont agrandis, luxueusement aménagés, pourvus d'appareils nouveaux ; une route ombreuse et facile va relier les deux sources minérales ; une Compagnie intelligente, convaincue par le présent, a escompté l'avenir ; un casino, un parc émaillé de kiosques et de chalets gracieux, vont occuper des terrains jusqu'ici inexploités dans l'intérêt des étrangers ; le bourg, exposé au Midi, et brûlé par un soleil torride, va franchir le vallon et s'asseoir à l'ombre des grands bois ; de larges promenades, arrosées par le ruisseau dédaigné, rafraîchies par les bois voisins, vont relier l'établissement à la chapelle neuve, l'église neuve au village, et s'égarer vers la station du chemin de fer ; terrassiers, maçons, charpentiers, architectes, tous sont à l'œuvre, tout se transforme à vue d'œil dans cette ruche où la nature, l'art et l'argent vont faire un nid gracieux à ceux qui cherchent la santé du corps ou celle de l'esprit et du cœur ; l'étranger, à la vue de ces transformations rapides, partage l'étonnement du naufragé de Virgile, lequel :

> Miratur molem... magalia quondam,
> Miratur portas, strepitumque et strata viarum.

Encore quelques jours, et Capvern sera l'un des premiers établissements thermaux du Midi, et l'une des plus coquettes oasis pyrénéennes.

A qui doit-on cette complète et rapide transformation ? à l'intelligence, au zèle et à l'initiative d'un Inspecteur. Je veux espérer que M. le Dr Ticier ne lira pas ces lignes ; aussi me permettrai-je d'écrire pour le public une partie du bien qu'il a fait.

Il paraît que M. le Dr Ticier, ignorant moins que d'autres, il y a huit ans, les propriétés des eaux de Capvern, alla faire à cette station un traitement que je trouve exposé dans son ouvrage. Il fut soulagé au delà de toute espérance, et plus tard complétement guéri. Un séjour de quelques semaines et un commerce plus intime avec la Naïade, lui firent découvrir en elle des qualités ignorées jusque-là ; littérateur à ses heures, ce qui ne gâte rien, — quoi qu'en disent ceux qui n'écrivent pas, et pour cause, — il publia sur Capvern des observations qui furent remarquées du monde savant, et qui le désignèrent au Comité consultatif d'hygiène pour les fonctions d'Inspecteur, devenues bientôt vacantes.

Une première année d'Inspectorat fournit au nouveau titulaire les éléments d'un ouvrage remarquable, dans lequel furent longuement étudiées, développées et corroborées par des observations cliniques nombreuses, les propriétés thérapeutiques des eaux de Capvern. Ainsi furent redressées les erreurs médicales qui envoyaient à Vichy et à Vals des affections calculeuses, qu'on prétendait traiter par les dissolvants, et auxquelles le bi-carbonate de soude ajoutait de désastreuses complications ; ainsi fut établie, en revanche, la précieuse action des principes sulfatés-calciques, pour la guérison des mêmes maladies.

Les propriétés des sources de la *Hount-Caoute* et du *Bouridé* furent, de la part du Dr Ticier, l'objet d'une étude aussi minutieuse que sincère et éclairée ; si bien que nul médecin aujourd'hui, pour peu qu'il se tienne au courant des progrès de la science, n'ignore les précieux avantages qu'offre une station dans laquelle la nature a fait surgir, à côté l'une de l'autre, deux sources très-actives, souveraines dans une foule de cas, et dont les propriétés opposées se prêtent, sous la direction d'un praticien habile, un mutuel secours. On sait, en effet, que le jeu intelligent *d'actions* et de *réactions* intermittentes est une des conditions les plus actives de succès d'un traitement minéro-thermal.

La science avait montré la voie, la spéculation a suivi la science, et c'est ainsi que, grâce au zèle et aux travaux d'un Inspecteur une station mieux connue a pu offrir la santé aux malades et le plaisir aux touristes, en échange d'une richesse qu'elle y a acquise elle-même.

Eh bien, s'il est vrai de reconnaître qu'on ne doit prendre comme types d'une institution que les applications qui en sont faites conformément à son esprit, je demanderai maintenant aux partisans du déplacement des Inspecteurs si cette faculté laissée à l'État n'aurait pas pour effets de faire récompenser ceux qui auraient fait le moins de bien, et de faire infliger une vraie disgrâce à ceux dont les services auraient été les plus fructueux. Une élévation du chiffre de l'indemnité accordée à des hommes d'initiative et de travail leur serait-elle plus agréable que les témoignages de la reconnaissance publique, sur le théâtre même dont ils auraient créé ou développé la prospérité? Leurs sueurs n'ont-elles pas d'ailleurs fécondé leur propre moisson en fécondant celle d'autrui ?

§ 5. — Rapports officiels.

M. le Dr Gubler, rapporteur de la question de l'inspectorat devant l'Académie de médecine, formulait, dans la séance du 25 mars, les conclusions de ses collègues de la Commission, lesquels émettaient le vœu suivant :

« Que le rapport exigé des médecins-inspecteurs soit supprimé, et remplacé par des travaux scientifiques, laissés au choix des médecins-inspecteurs. »

J'ai déjà dit mon avis sur le rapport aride et sec, questionnaire sans utilité réellement scientifique qu'on impose aujourd'hui aux médecins-inspecteurs, et, quand j'ai étudié les attributions de ces fonctionnaires, j'ai déjà indiqué les réformes qui me semblaient désirables à cet égard. Le but élevé, les intérêts d'un ordre si supérieur, visés par M. le Dr Pidoux dans son discours du 11 mars 1873, exigent, de la part des médecins-inspecteurs, des travaux plus originaux, plus scientifiques, plus inspirés par l'observation clinique quotidienne, et partant plus librement choisis par eux. J'aurai d'ailleurs l'occasion de revenir sur ce sujet au § 8 de cette étude, de préciser et d'étendre même les réformes proposées, et je passe à un autre vœu formulé, au nom de ses collègues, par le même rapporteur.

§ 6. — Commissions consultatives.

La Commission de l'Académie demande aussi :

« Qu'une Commission consultative soit formée de tous les médecins exerçant auprès de chaque station thermo-minérale, pour conférer, une fois par an, avec le médecin-inspecteur, sur les diverses questions de pratique médicale qui intéressent la station. »

Rien ne semble théoriquement plus désirable que cette réforme; mais j'ai hâte d'ajouter que rien ne me paraît plus irréalisable dans la pratique. Tout le monde sait que si les habitudes de bonne entente et d'union réciproque disparaissaient de la société profane, on aurait tort d'aller chercher les pareilles dans les sociétés savantes. On me dira que *les loups ne se mangent pas entr'eux;* soit! et, pour n'être pas en peine de prouver le contraire, je consens à paraître convaincu; je conviendrai donc, si l'on y tient, que les loups sont meilleurs confrères que les autres, et, à mon tour, je renverrai les sceptiques aux séances que l'Académie de médecine a consacrées à l'Inspectorat; les épithètes qu'ont échangées les princes de la science m'ont édifié sur celles qu'échangeraient les roturiers, si on mettait ceux-ci en présence; leur premier soin serait de vider leurs querelles personnelles, et je doute que cet ordre du jour fût assez tôt épuisé pour faire une place convenable à de plus scientifiques intérêts.

Les augures de Rome ne pouvaient pas, dit-on, se regarder sans rire; il y avait à cela peu d'inconvénients, car cette gaieté ne nuisait à personne; mais ce n'est pas en riant que se regarderaient les inspecteurs et les médecins libres, et ces querelles nuiraient au crédit de tous, à la science et aux intérêts de la station.

§ 7. — Hospices thermaux.

M. le Dr Gubler, à l'appui de la nécessité de l'Inspectorat individuel, est entré dans un ordre de considérations tout-à-fait nouveau, et qui l'a conduit à demander une amélioration fort importante dans le service hospitalier des Etablissements thermaux. Il propose la création d'hospices, en rapport avec les besoins du lieu, et dans lesquels seraient envoyés des malades dont il me paraît étendre un peu trop la clientèle.

Il existe, on le sait, des populations entières vouées à deux maladies dégradantes, le goître et le crétinisme. Les causes de ces affections sont multiples; mais on s'accorde à les attribuer surtout, selon la thèse de M. Chatin, au manque d'iode dans les eaux et dans l'air du pays qu'elles habitent. C'est ainsi que, selon l'observation de M. le Dr Gubler, la population de Coire, où existent des sources iodées, ne contracte pas le goître tant qu'elle reste dans le voisinage de ces sources ; elle n'en est atteinte que lorsqu'elle émigre sur la montagne..

De là, suivant le Rapporteur de l'Académie, l'utilité de faire émigrer, au moins pendant l'hiver, les populations, sujettes à ces maladies, vers des climats plus tempérés, et dans un pays où existent des sources iodées.

Mais les Etablissements hospitaliers dont on propose la création pourraient-ils suffire à l'installation de ces milliers d'émigrants annuels? Evidemment il ne saurait en être ainsi ; ce seraient, en ce cas, des villes, des colonies qu'il faudrait fonder, et les moyens seraient bien inférieurs aux besoins.

L'idée qui a inspiré M. le Dr Gubler, réduite aux proportions de la vérité pratique, est cependant bonne et utile, et je crois qu'il serait très-avantageux, sous tous les rapports, de pouvoir réunir dans un asile commun les malades indigents envoyés annuellement aux Eaux aux frais des budgets départementaux. Le médecin-inspecteur, chargé de leur donner gratuitement ses soins, pourrait leur consacrer le temps qu'il perd à faire autant de courses qu'il a de malades à visiter ; ceux-ci, actuellement logés dans les maisons les plus négligées et les moins salubres, feraient leur traitement dans d'excellentes conditions, et en retireraient de meilleurs fruits.

Ces Etablissements ayant un caractère d'utilité au moins régionale, on pourrait répartir les dépenses de construction et d'entretien entre les régions intéressées, et prendre pour base de cette répartition la statistique des services annuels rendus par chaque station à chaque département. Ainsi serait comblée une lacune regrettable, qui existe dans le plus grand nombre des stations thermales.

§ 8. — Assemblées annuelles.

Me sera-t-il permis, après avoir examiné les critiques d'autrui, de formuler à mon tour le vœu d'une réforme que je n'ai vu demander par personne, et dont l'esprit me semble être en parfaite harmonie avec les idées si éloquemment développées par M. le Dr Pidoux dans la séance du 11 mars

1873. Je prie mes lecteurs de vouloir bien relire, s'ils n'en ont pas gardé un souvenir précis, l'extrait que j'ai donné de ce discours ; ils y verront que les stations thermales sont le vrai champ d'observation des maladies constitutionnelles et héréditaires, ou des maladies chroniques. Que là seulement on peut étudier, dans l'intérêt général de l'espèce et du corps social, « les causes, les rapports, les transformations et la prophylaxie » de ces affections ; et c'est à l'ensemble de ces observations multiples, faites sur tous les cas, sous toutes les latitudes, dans toutes les conditions climatériques, et soumises aux lumières et aux appréciations de tous les spécialistes, qu'on peut demander les moyens d'arrêter la dégradation croissante de l'espèce, et d'infuser un sang plus jeune et plus vigoureux dans les nouvelles générations.

Mais, pour fonder ainsi la vraie science hydrologique, il ne saurait suffire de centraliser les études et les observations écrites de chaque inspecteur et de les mettre en faisceau à la disposition d'une Commission spéciale. Si l'on veut ne considérer les effets curatifs de telle ou telle station que comme les unités d'une vaste synthèse, ayant pour objet la modification des tendances nosologiques du corps social, et l'amélioration de l'espèce ; si on veut associer, combiner et harmoniser entr'eux les éléments isolés de cette vaste science, il faut soumettre d'abord au contrôle de la discussion les observations et les idées personnelles de chaque inspecteur. Il n'est pas d'étude si savante, ni appuyée sur des faits si précis, qui ne prête le flanc à des attaques et qui ne gagne à être défendue par celui de qui elle émane. La discussion verbale a toujours pour effet d'élargir le cercle du sujet traité, d'ouvrir de nouveaux horizons, et de projeter des clartés nouvelles sur les idées offertes au jugement de tous. J'ajouterai qu'une erreur est souvent signalée ainsi à celui de qui elle émane, et qui en fait alors son profit.

L'épreuve de la discussion me semble donc devoir être imposée aux travaux isolés, consciencieux sans doute, mais erronés parfois, et toujours muets, qui émaneront des cabinets inspectoraux.

Le Gouvernement devrait donc rendre obligatoire la réunion des médecins-inspecteurs en une assemblée générale ;

cette réunion leur offrirait des éléments nouveaux d'instruction, ajouterait la sanction de son autorité collective aux opinions individuelles de chacun de ses membres, et procurerait les agréments de relations personnelles auxquelles on gagne toujours.

Ferait aussi partie de cette Assemblée une délégation de l'Académie de médecine, ayant pour mission de rédiger à son tour un rapport d'ensemble sur les questions agitées, sur les arguments produits, sur les réformes proposées, et enfin sur tout ce qui serait du domaine de l'Inspectorat et de la science hydrologique.

Telle est la réforme, ou plutôt l'amélioration que je propose, et qui me paraît être le complément nécessaire de celles qui ont été demandées par M. le Dr Pidoux, à propos du rôle des médecins-inspecteurs, et au sujet de la forme de leurs rapports annuels.

IV

CONCLUSIONS.

Le moment est venu de tirer de cette étude les conclusions qu'elle me semble justifier; c'est ce que je vais faire, en m'efforçant de faire passer dans l'application pratique les considérations diverses que j'ai développées jusqu'ici.

Je demande donc :

1° Que l'art. 15 du Décret du 28 janvier 1860 soit abrogé, et que l'usage des Eaux minérales, tant en bains qu'en boisson, soit subordonné à l'autorisation d'un membre quelconque du Corps médical;

2° Que l'Inspectorat médical, individuel et permanent soit maintenu;

3° Que la nomination des médecins-inspecteurs soit entourée des plus sérieuses garanties, et que ces fonctions ne soient dorénavant confiées qu'à des hommes justifiant de connaissances spéciales, et, autant que possible, de titres acquis antérieurement; qu'à cet effet, un concours soit ouvert aux candidats devant une Commission ainsi composée :

Quatre membres délégués par l'Académie de médecine;

Trois membres, médecins, chimistes ou ingénieurs du Comité consultatif d'hygiène, et désignés par lui;

Deux notabilités scientifiques, recommandées par des travaux spéciaux, et désignées par le Ministre;

Que le jury d'examen, ainsi composé, s'inspirant des épreuves subies par les candidats, et, à l'occasion, de leurs titres antérieurs, présente au Ministre, par ordre de mérite et sous pli cacheté, les noms désignés à son choix;

Que le Ministre soit tenu d'investir du titre de Médecin-Inspecteur le premier inscrit sur cette liste, sauf le cas où le défaut d'honorabilité de ce candidat pourrait être invoqué à l'appui d'un autre choix.

4° Que les attributions des inspecteurs soient maintenues telles qu'elles sont spécifiées aux art. 4, 5, 6, 12, 16 et 23 de l'Ordonnance royale du 18 juin 1823; et aux art. 9, 10, 11, 12 et 17 du décret du 28 janvier 1860;

5° Qu'on examine s'il ne serait pas possible de centraliser dans une caisse commune les fonds prélevés sur les revenus de tous les Etablissements thermaux, et de les répartir ensuite entre les diverses inspections, de façon à élever sur place l'indemnité allouée aux titulaires;

6° Que les rapports officiels, tels qu'on les exige aujourd'hui, soient supprimés et remplacés par des études spéciales sur la science hydrologique, et dont les sujets seront laissés au libre choix des inspecteurs;

7° Que des Etablissements hospitaliers soient créés dans toutes les stations thermales, aux frais des départements tributaires de ces Eaux, et au prorata du nombre des malades qu'ils y envoient annuellement;

8° Qu'une réunion annuelle et obligatoire, composée de tous les médecins-inspecteurs des eaux minérales de France, et d'une délégation de cinq membres choisis par l'Académie de médecine, ait lieu dans une ville que le Ministre désignera chaque année; là seront discutées toutes les questions qui intéressent les stations thermales; là seront surtout étudiés utilement les graves problèmes sur les maladies chroniques, proposés aux travaux de l'Inspectorat, et soumis aux réflexions de la science par M. le Dr Pidoux, dans la séance du 11 mars 1873.

Cette étude, tombée de la plume d'un profane, aura-t-elle, ainsi que je l'ai espéré, convaincu les sceptiques, et leur aura-t-elle prouvé la nécessité du maintien de l'Inspectorat des eaux minérales? Aura-t-elle mis en évidence les services immenses que peut rendre cette institution, soit qu'on la considère comme s'adressant individuellement à ceux qui souffrent, soit qu'on la voie poursuivre un but plus élevé, plus synthétique, plus national?

Quel que soit le résultat réservé à mes efforts, j'ai du moins, en écrivant ces pages, acquis le droit de dire que je me suis opposé, dans la mesure de mes forces, à la ruine d'une institution de laquelle dépendent les intérêts de la santé et de la richesse publiques, et qui, scientifiquement comprise et appliquée, peut encore, après tous les désastres de la Patrie, préparer une génération plus vigoureuse et plus virile pour les épreuves qui sont réservées à la France.

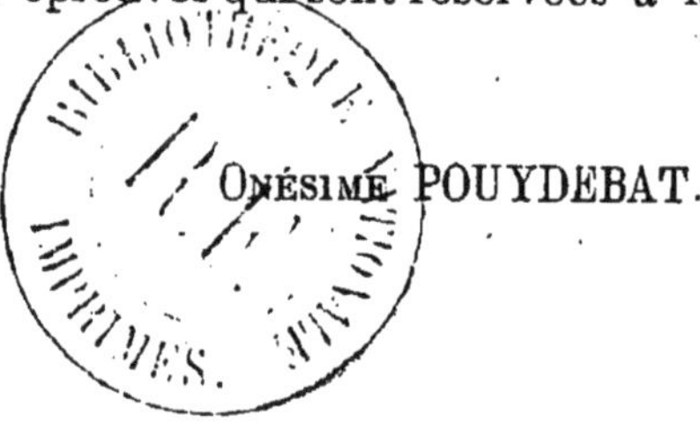

ONÉSIME POUYDEBAT.

Chartres. — Imprimerie Durand frères.

113

www.ingramcontent.com/pod-product-compliance
Ingram Content Group UK Ltd.
Pitfield, Milton Keynes, MK11 3LW, UK
UKHW022137260726
13993UKWH00003B/1500